JN141403

副鼻腔炎

アレルギー性鼻炎

鼻腔の形態異常

etc……

長引く鼻の病気は「日帰り手術」で治す！

医学博士
金子敏彦

現代書林

はじめに――鼻・耳トラブルで、「治すこと」にこだわり続ける医療を追求する

「長く耳鼻科に通っているのに、なかなか良くならない」

耳鼻科に通院しながら、こんな思いを持っておられる方はいらっしゃいませんか？

医者は「治してナンボ」

私の医師としての根本的なモットーです。

耳鼻科の病気を治療するキーポイントは、「診断」と「手術」だと私は考えています。

「診断」は病気を治すための第一歩です。確実な診断でここを見きわめないと、思いがけないほど治療が長引いたりします。

「手術」は治療手段として耳鼻科には欠かせません。なぜなら、耳鼻科の病気には、手術で治すことのできるものが多くあるからです。慢性的な病気に悩んでいる方でも、数時間

の日帰り手術で治るかもしれません。手術すれば治る病気に、ダラダラとお薬を服薬し続けることはよい治療とは思えません。

私は勤務医時代から、この「診断」と「手術」をずっと追求してきました。近年の医療機器や技術の進歩により、診療所でも以前では考えられないほど質の高い医療が可能になってきました。

お薬でも手術でもなるべくシンプルな治療を心がけています。手術となるとギョッとされる方も多いかもしれません。しかし、病気を治す手段の一つと考えれば、実はシンプルな治療の一環なのです。ほんの数時間の「日帰り手術」なら、入院という大きなハードルも消えます。

本書で鼻・副鼻腔の理解を深め、「良い耳・良い鼻で豊かな人生」を手にされることを願っています。

金子敏彦

2018年6月

目次

第1章 ようこそ、私の診察室へ

第4章 アレルギー性鼻炎
――お薬だけではない！ 一歩進んだ治療のススメ

第5章 鼻腔形態の問題
――あなたの鼻は曲がっていませんか？

第6章 副鼻腔炎の治療
――日帰り手術でつらい症状から解放される

第7章 症例 日帰り手術で、人生が劇的に変わった！

第8章 当院の日帰り手術はこうして受ける

第1章

ようこそ、私の診察室へ

わかりやすい医療のため、「病気が見える耳鼻科」を目ざす

はじめての患者さんは、診察用のイスに座って驚かれます。患者さんの目の前には、多数のモニターがあるからです。

当院の診察室には合計7台のモニターがあります。診察スタイルは医師それぞれですが、私の診察ではこれが最小限です。効率よく診断し、患者さんに自らの病気を見て理解していただき、スムーズに診療をすすめる。自分の医院だからこそできる設備です。

「鼻の具合がおかしい。どうなっているのか診てほしい」

最近は、何年も鼻の病気で悩んでいた患者さんが、こう意見を求めて来院されることが増えてきました。他院で診察を受け、セカンド・オピニオンを求めて来院される患者さんも少なくありません。

患者さん本人が病気を理解することの大切さ――。

そうした患者さんと接するなかで、私が感じていることです。

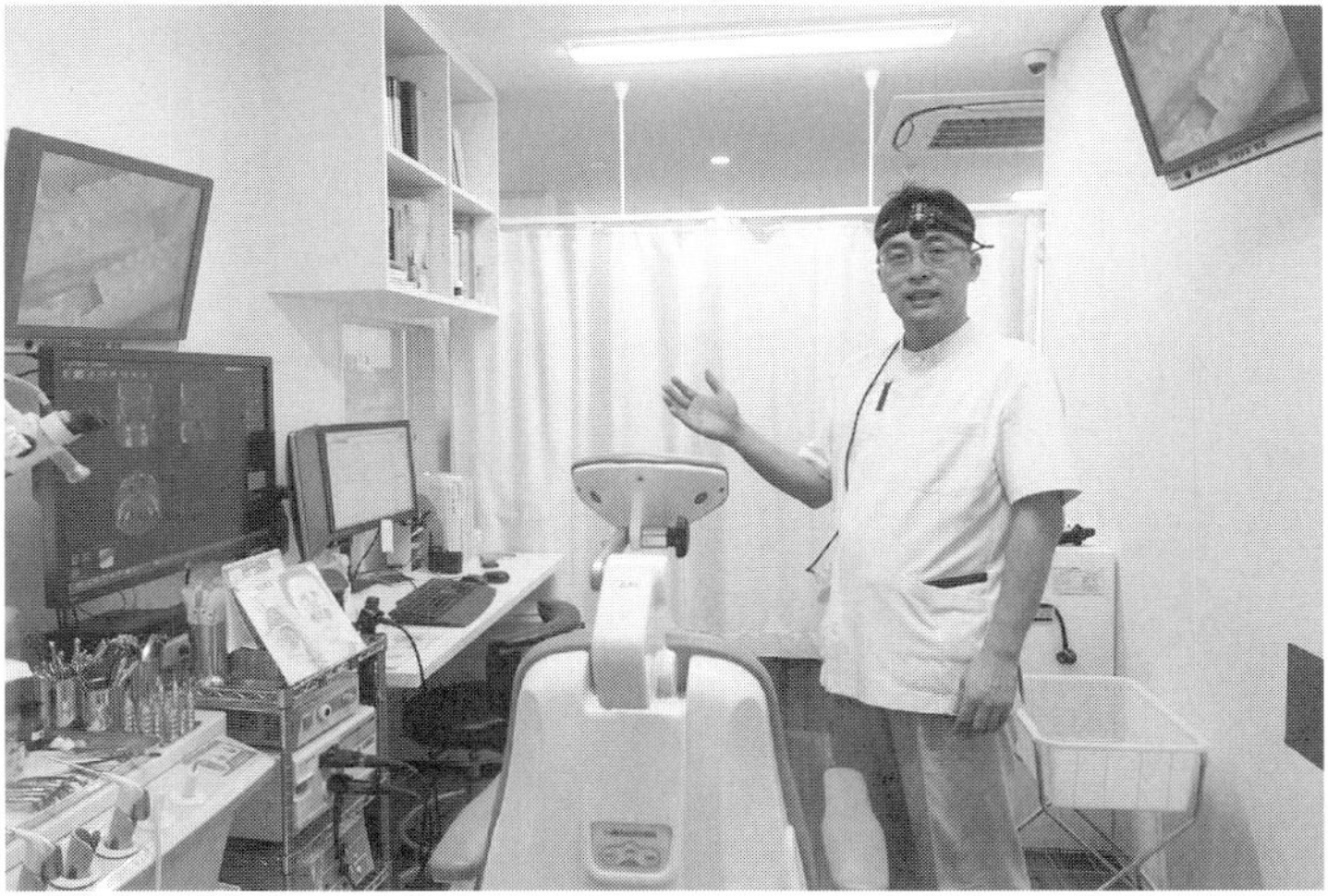

患者さんに見せるための診察室

アレルギー性鼻炎でも、副鼻腔炎（いわゆる「蓄膿（ちくのう）症」）でも、症状を起こしている部分が鼻の中にあります。

そのため、患者さんには病気が見えません。鼻の中を見る機会はそうあるものではありません。これが病気の理解をさまたげている最大の理由だと思います。

患者さんが自分の病気を理解できると、治療に対する向き合い方が変わります。よくわからないままダラダラと治療を続けるのは、良い医療とはいえません。

あなたが患者さんで、私の前のイスに腰かけたとします。

あなたが主に見るモニターは、座って見られる目の前の３台のモニターです。

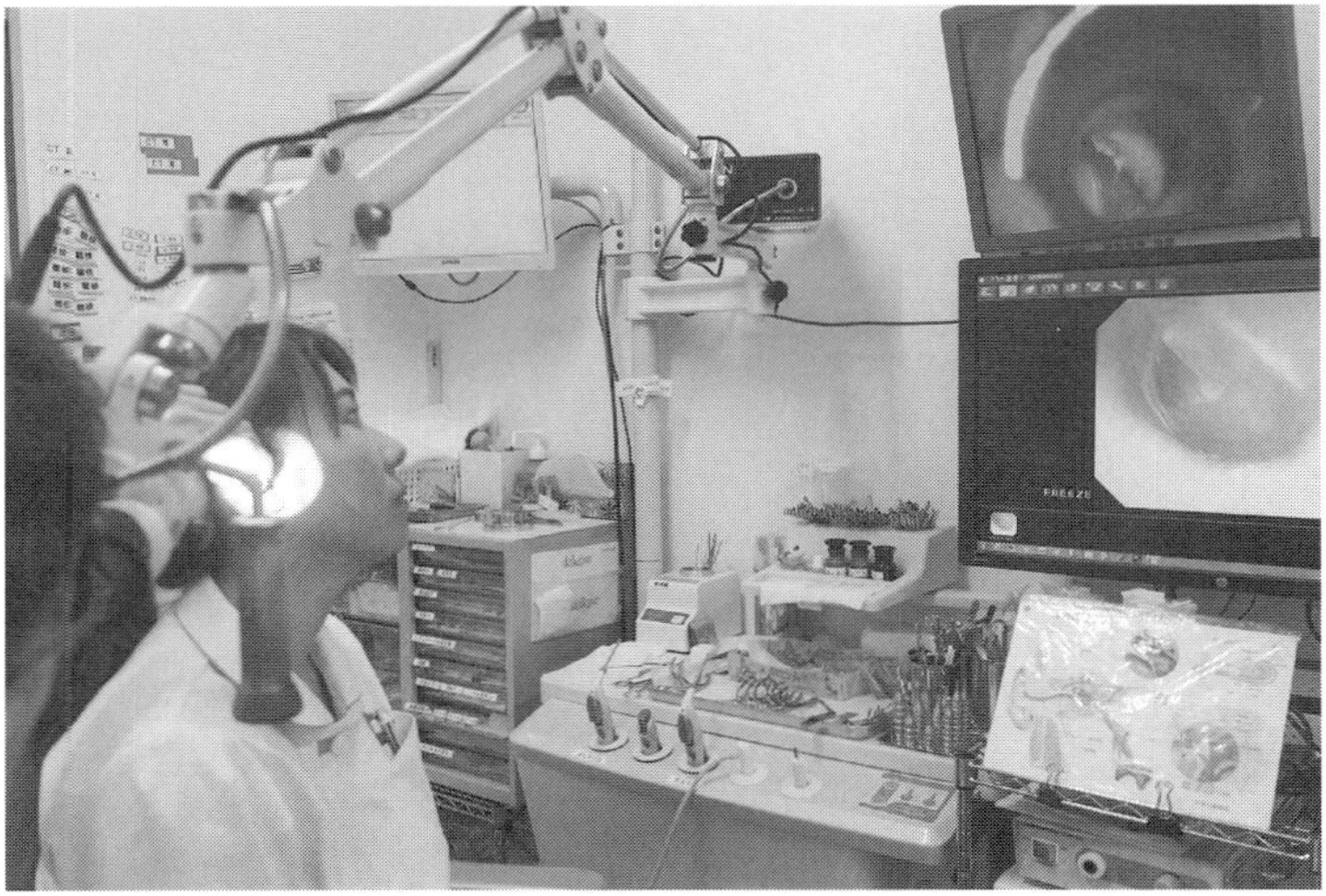

診察室のモニター

左右の壁のモニターは、ちょっと上を向いたときに見られるようにセットしてあります。耳の中の状態や治療方法をリアルタイムで画像を見ながら説明できます。私が処置をしている様子も丸見えです。鼻・咽頭・喉頭は電子スコープで観察し録画、その場で画像を見ながら治療方針を説明できます。近年、CCDやCMOSといった撮像素子、コンピューター、医療機器の飛躍的な進化により、極めて高度な画像診断が行えるようになっています。それらを最大限に生かした診察を考えています。

まず診断をしっかりと

治療するためにはまず診断が必要です。あたり前のように聞こえますが、実はそれほど簡単なことではありません。診断をするためには設備が必要ですし、患者さんへの医療費の負担もかかる。何より臨床医としての経験が必要とされます。多くの病気は誰が治療しても治るし、治療しなくても治る病気も山ほどあります。結局、早く治すにはどうしようか。治らない病気をどうしようか。ということが専門医に求められることだと思います。

病気の原因をはっきりさせる——つまり「確定診断」できれば治療方針はサッと決まる。検査には費用がかかりますが、その結果、無駄な通院・内服が減ります。お薬での治療の限界も見えてくることもあります。そして耳鼻科には、手術により症状を劇的に改善できる病気が多数存在します。

「診断」と「手術」ができれば、診療所でも多くの疾患にレベルの高い治療を行える。大学病院在籍時代から、ずっと専門的に扱ってきた鼻・副鼻腔・中耳の疾患を高いレベルで治療する。

これが当院の目指す医療です。

「鼻の病気」は三つに分けて考えると、わかりやすい

鼻が詰まったり、鼻水が出たり……不快な鼻の症状は一体どこからくるのでしょうか？この本を読み進める前にまず頭に入れてほしいことがあります。

腫瘍など特殊な病気を除くと、鼻の不快な症状は以下の三つに分けると理解しやすくなります。

1　鼻炎（アレルギー性鼻炎など）の問題……第4章

2　鼻腔形態（鼻中隔弯曲症など）の問題……第5章

3　副鼻腔炎の問題……第6章

三つとも独立した問題ですが、それぞれ症状に影響します。どれか一つが悪いのか、三つとも悪いのか。まずは診断です。

ほとんどの患者さんでは、ＣＴスキャン、電子スコープ、採血で、正確な診断が可能になります。専門的な立場からいうと、どの検査が欠けても診断としては完全とはいえません。

お薬で治療可能なのか？

経過によっては手術をしたほうがよいのか？

手術をしなくては治らないのか？

検査により、このような治療の道筋が立ちます。最短ルートでの治療を考えられるわけですね。

患者さんにとっては理解しにくい鼻の病状も、このように分けて考えると、治療の意味がわかってきます。病気についてわからないままお薬をもらっても、治療意欲はわきませんね。患者さん本人が病気を「理解」することが、ダラダラとした治療をしないコツだと思います。

この本では鼻炎・鼻腔形態・副鼻腔炎をそれぞれ独立した章で解説していきます。第7章では具体的に手術を行った症例を提示します。この三つを頭において、症例解説を見ていただけたら理解しやすいと思います。

鼻・副鼻腔の診断に必要な検査——電子スコープ、高解像度CT、採血

鼻の診断では電子スコープ、高解像度CT、採血（アレルギー等）が重要です。この三つの検査で鼻・副鼻腔の治療の方向性が決まります。

耳鼻科の疾患は見えない場所にありますが、医療機器の進化により、かなり詳細に病変が見えるようになってきました。患者さんも大変理解しやすくなっています。

鼻の病気を診察するためには、まず鼻内を見る必要があります。これには、電子スコープを使います。電子スコープは鼻から入って咽頭・喉頭までかなり詳細に観察できます。

先端外径3.2㎜の細いチューブの先にＣＣＤカメラがついていて、鼻孔（鼻の穴）から入れ

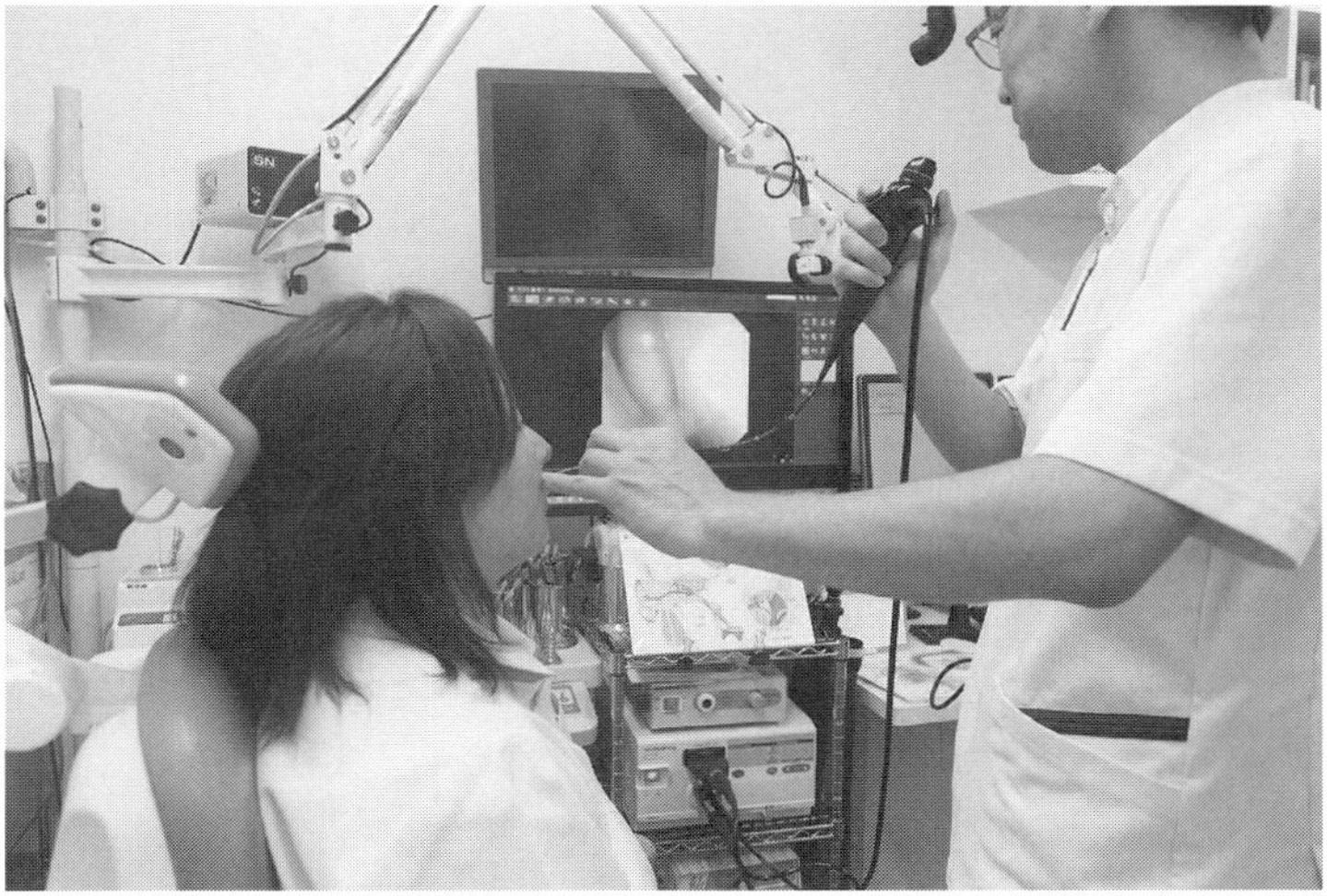

電子スコープで鼻の中を映しだす

ます。鼻の中の様子は拡大され、モニターに映し出されます。私自らが鼻の穴から喉まで入って観察しているイメージです。

「鼻の中ってこんな風になってるんですか。はじめて見ますわ！」

画像をはじめてみた患者さんは、ほとんどの方がこう驚かれます。

鼻腔形態が極端に悪く電子スコープが入らない患者さんや、鼻腔がまだ小さいお子さんには、更に細い先端部外径2.4㎜のファイバースコープを用います。

ＣＴ室は、診察室の隣にあります。

「ＣＴって、ベッドに寝て、狭い筒のなかにベッドが入っていくやつ……」

テレビドラマなどで登場するＣＴを見る

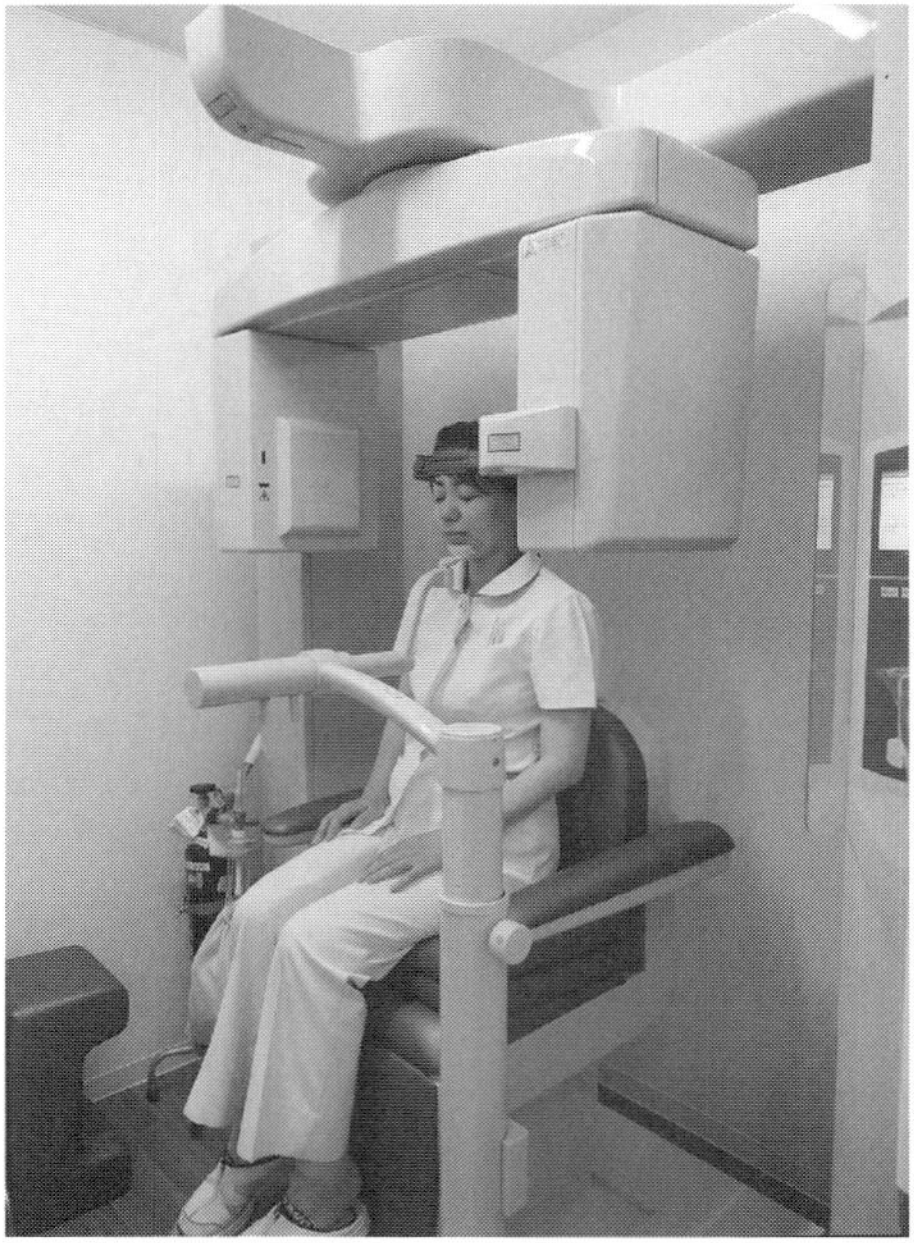

耳鼻科用CT（モリタ製作所）

と、こうしたイメージがあります。

実際に当院で活用しているCTを見てもらうとわかりますが、当院のCTは耳鼻科用のCTで、座ったままで撮影できます。

最近では耳鼻科の診療所にもCTが普及してきました。しかしCTの性能には実は大きな差があります。当院のCTは数ある耳鼻科用CTの中でもズバ抜けた性能を誇る機種です（モリタ製作所）。性能が良いとは、つまり「画質が良い」ということです。

　解像度が高く、他社のCTでは診断が難しいと思われる非常に微細な病変を発見できることが少なからずあります。プロの眼を満足させてくれる性能から、大学病院などでも導入されています。

　少し専門的になりますが、例えば、両目の間にある副鼻腔（「篩骨洞《しこつどう》」といいます）が他社CTではよく見えません。ここは副鼻腔炎の診断で極めて重要な場所です。後述しますが近年増加している好酸球性副鼻腔炎はまさにその篩骨洞を中心に起こります。他にも歯性副鼻腔炎という歯が原因で起こる病気もよく見られます。これも解像度の良いCTではないと見抜けないことがあります。

　最近の患者さんは、専門的な診断・治療を求めて来院される方も少なくありません。

「他の耳鼻科で、CTを撮って蓄膿（副鼻腔炎）があるから手術をといわれたけど、画像がボケていてよくわからなかった。どうなっているかが知りたくてここにきた」

　例えば、こんな患者さんもおられます。

　このCTであれば、どの副鼻腔に病気があるのか、鼻の中に形態の異常はないのか、などを正確に知ることができます。昔ながらのいわゆるレントゲン写真で副鼻腔炎と診断さ

鼻腔形態改善の手術の前後比較

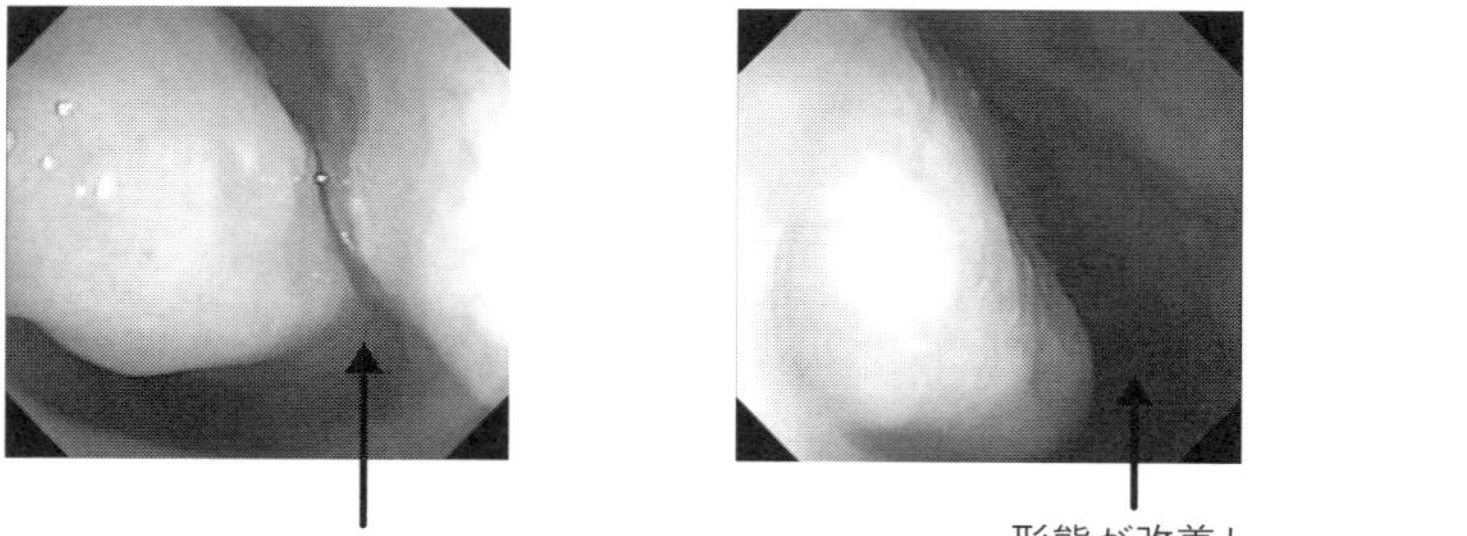
手術前（右鼻）
手術後
鼻の通り道が狭い
形態が改善し
通気性が改善

れる方もおられます。しかし残念ながら単純レントゲンでは、今後の治療計画（診断・手術・内服・今後の見込み）について的確なアドバイスは期待できません。このＣＴであれば、これからの治療計画について専門的な、かなり踏み込んだお話ができます。鼻・副鼻腔疾患の画像検査はレントゲンからＣＴに移ったといっても過言ではないと思っています。

ご存じかもしれませんが、ＣＴではＸ線を使います。「Ｘ線？　被ばくは大丈夫なの……」こんな心配をされる方もおられますが、当院のＣＴは一般病院のものとは違い耳鼻科専用の首から上に限局したＣＴであるため、使うＸ線の量は通常の１／10～

１／20程と、はるかに少なくなっています。健康への悪影響の心配はありません。CTや電子スコープを含め、多くの画像を扱う当院ですが、それらは画像ファイリングシステムに記録保存されています。

治療前と治療後の画像を比較すればどうでしょうか？（P24）

自分がどんな治療を受け、現在はどうなっているか……。

CT画像、電子スコープ画像、顕微鏡画像を比較すれば、あなたが知りたいことを簡単に、しかも鮮明に知ることができます。

言葉では説明しきれないことでも、画像であれば、あなたの受けた治療をすべて語ってくれるのです。治療経過も一目瞭然です。慣れた患者さんだと、「今日は調子良いですね！」とわかる方もおられます。

最後にアレルギー検査の重要性をお伝えしたいと思います。花粉症を代表とするアレルギー性鼻炎は国民病ともいわれるほどメジャーな疾患ですが、驚くほど診断されていないのが現状です。採血一つで診断がつきます。

「何年もアレルギーだと思いこんでいたが検査をしてみたら全くアレルギーがない」

「ずっと風邪を引いていると思っていたらアレルギーだった」

本当にいろいろなケースがあります。アレルギーの診断には採血が簡便で正確です。原因となっている抗原がわかれば、必要な治療や治療期間を決定する大きな武器になります。病気の原因を特定し「診断」をつけることで治療方針は決まります。ずっと原因不明だった症状が意外に単純な病気だったということはよくあることです。世の中に複雑な病気は沢山あります。ただ大半の病気の原因はシンプルなものだと思っています。あとは原因を明らかにするための検査が必要ということです。

鼻・副鼻腔に対しては「電子スコープ」、「高解像度CT」、「採血」この三つは欠かせない検査です。

当院で対応可能な他の手術

「先生のところは、鼻の日帰り手術しかしないの?」

当院には耳の手術用の設備も一通りそろっています。慢性中耳炎（鼓膜に穴が開いている）に対する手術等も行っています。本書では、主に鼻・副鼻腔の病気とその日帰り手術について話します。それだけでもかなりのボリュームになり、耳の診断・手術に詳しく触れる余裕がありませんので、ここで、当院の耳の日帰り手術について簡単に触れておくことにします。

・鼓膜切開術……鼓膜を切開し、内溶液を排出させる

急性中耳炎で耳が痛い、ウミがずっとたまっている、熱が下がらない……などのとき、この治療が決定的な治療になることはまれではありません。

滲出液がたまる滲出性中耳炎に対しても行い、排液することもあります。麻酔の時間は必要ですが、手術自体はすぐに終わります。

・鼓膜チューブ挿入術……切開した鼓膜が閉じないように、シリコンのチューブを留置する

主に、滲出性中耳炎が治らないときなどに行います。

前述した鼓膜切開のあとに引き続いて行います。手術自体は1分もかかりません。小さな子供さんは体が動くことが多く、外来では難しいケースが多いです。

・鼓膜形成術……穴があいた鼓膜を閉鎖する

鼓膜に穴があいた「慢性中耳炎」に対して行います。鼓膜をつくる材料は耳のうしろから採取し、耳の穴から手術を行います。

顕微鏡だけではなく、内視鏡を併用すれば、ほとんど全ての鼓膜穿孔《せんこう》を耳の穴からの手術で閉鎖することが可能です。当院の方法であれば髪の毛を切る必要もなく、手術当日から入浴も可能です。経過が良ければ聴力の改善も期待できます。

鼓膜の穴を塞ぐだけでは聴力改善が見込めない慢性中耳炎や、真珠腫性《しんじゅしゅせい》中耳炎に代表される高度な中耳病変に対しては「鼓室形成術」が必要になります。その際は耳後部切開（耳の後ろを切る）が必要なことが多いです。

「鼓室形成術」の日帰り手術は手術時間等のハードルがあり、当院ではまだ実現できていません。勤務医時代はこの中耳の手術も専門的に扱っていました。近年、耳の手術でも内視鏡手術が本格的に行われるようになってきています。当院で日帰り手術ができないか現在、具体的に検討中です。

高度な治療を手軽に受けられる

日帰り手術を行う手術室は、診察室のいちばん奥にあります。周囲はカーテンで仕切ることができ、患者さんに合わせてベッドは上下動できます。ベッドが上下動することで、私も楽な姿勢で確実・安全な処置・手術ができます。

手術についてはあとでお話しするとして、この手術室にもモニターが４台あります。この部屋は手術の時のみならず普段の診察の時も大活躍します。診察室の処置では不十分な時、この部屋で行います。患者さんにはベッドに寝ていただき、リラックスしていただきます。診察室と同じく耳の処置の様子がリアルタイムでモニター上に映し出されます。この部屋には、画質の良い手術用顕微鏡が設置されており、更に詳細に耳の状態を見ることができ、高度な処置を行うことができます。鼻出血や術後の処置等でも、この部屋を使うことは多いです。鼻であれ、耳であれ、手術にも使う性能の良い機器を使えるため、高度な処置が可能になっています。

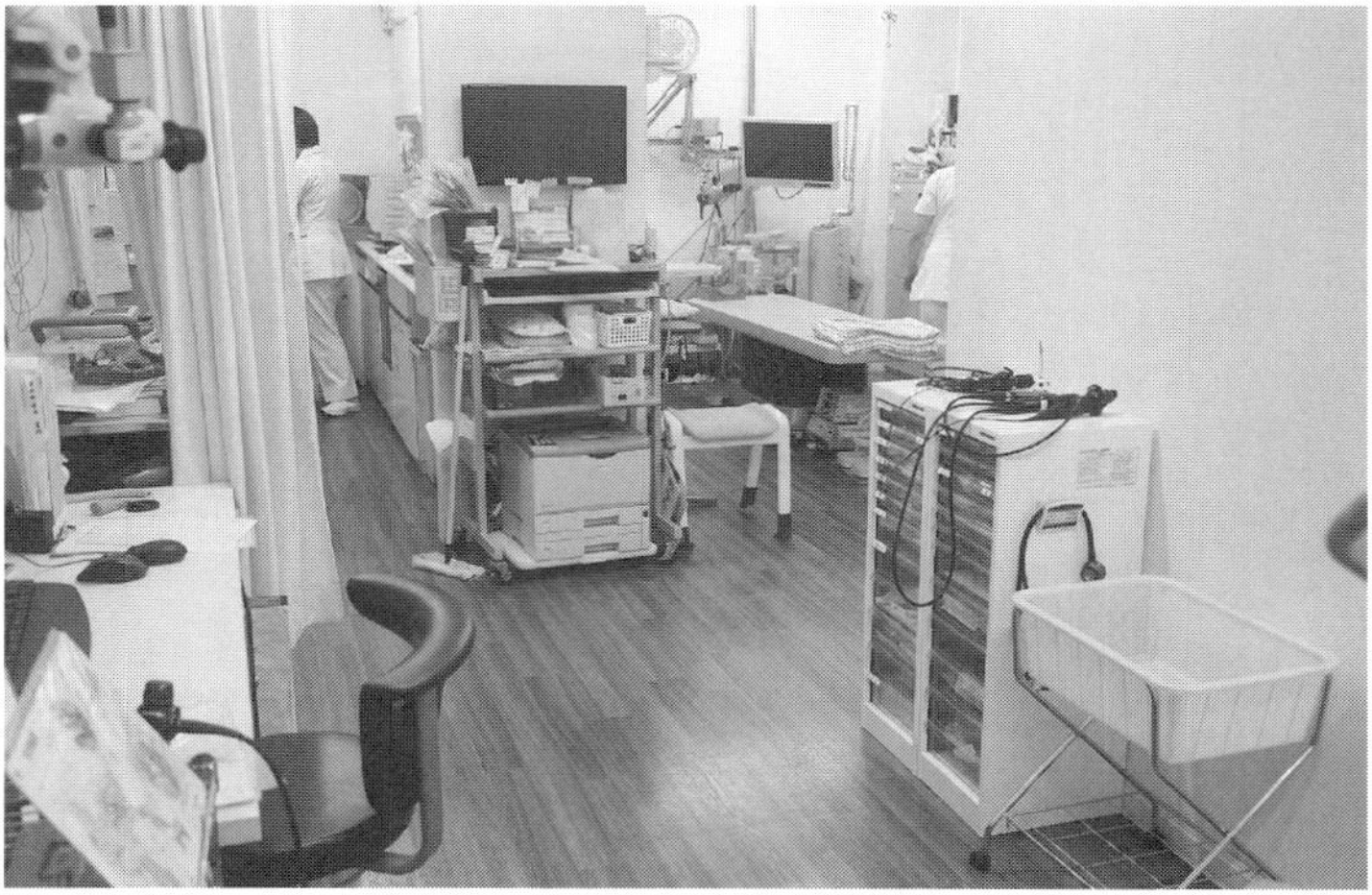

診察室のすぐ後ろが手術室で、小回りがきく

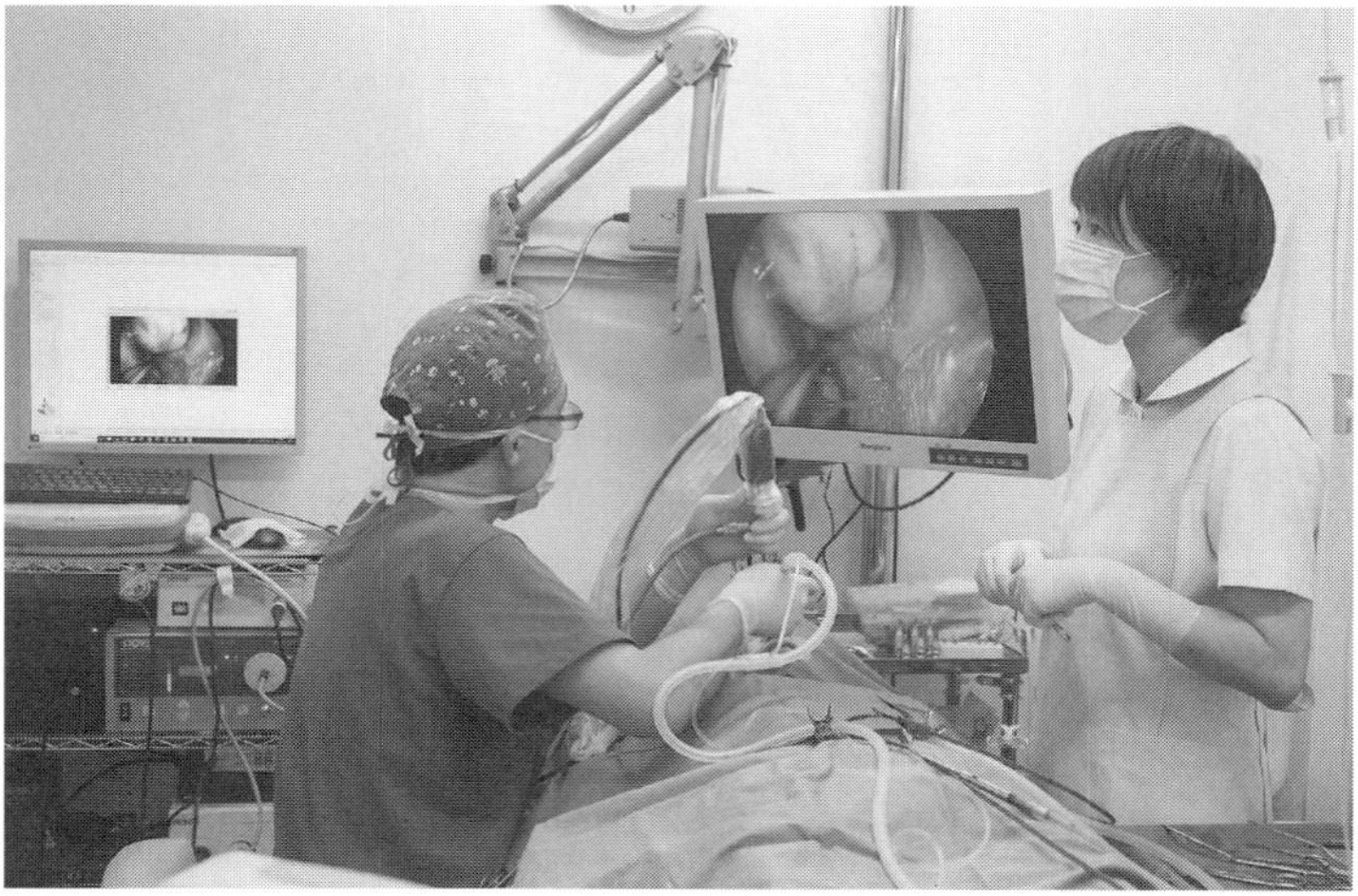

手術をしている様子

手術をしているのだから手術機器を普段の処置に使うのは当然のように聞こえるかもしれません。しかしこれは診察室に手術室が近接している小さな診療所だからこそ可能になることです。大きな病院であれば診察室と手術室が遠く離れていますし、それよりも手術室を使うのには手続きが必要です。当院では、普段から手軽に性能の良い機器を用いた高度な処置を行うことが可能です。

手術の際は、この部屋は完全な手術室になります。心電図モニターや日帰り手術に必要な多くの機材がこの部屋に登場します。鼻の日帰り手術は内視鏡を用いて行い、耳の日帰り手術では顕微鏡を使い、時に内視鏡を併用して行われます。

当院は完全予約制です

このように当院は一般的な耳鼻咽喉科の診療所とはだいぶ様相が違います。検査は多いし、説明は必要だし、手術後の処置も必要です。そして私自身が頭を使って考える時間も必要です。開院以来患者さんが増えるのに伴って、外来の終わる時間がどんどん長くなってきました。時には患者さんを6時間もお待たせするようなこともありました。

そのため、2017年8月より「完全予約制」にしました。2週間前から時間指定で予約が可能になり患者さんには好評です。

完全予約制になってからは、一人一人の患者さんを余裕を持って見られるようになりました。私自身も長時間お待たせしている患者さんがいないので、落ち着いて診察ができるようになりました。これからもより専門性の高いクリニックを目指して、医院の体制を整えていこうと思っています。

当院の鼻と耳の日帰り手術実績を紹介します

当院の開院は、2014年9月です。

如何にして日帰り手術を実現するか……。開院当初から、これが私のテーマでした。既に日帰り手術を実現している医院のアドバイスをいろいろいただきながら、開院当初から看護師をはじめとするスタッフと一緒に、手術の準備を進めてきました。リスクの低

手術実績表

手術術式	平成27年	平成28年	平成29年
鼻中隔矯正術	64	125	117
下鼻甲介手術	90	84	108
下鼻甲介レーザー焼灼術	30	31	25
後鼻神経切断術 （経鼻腔的翼突管神経切断術）	42	178	162
内視鏡下鼻・副鼻腔手術（ESS） １型～4型	83	159	203
その他；鼻の小手術	30	38	45
鼓室形成術	0	0	1
鼓膜形成術	4	15	16
鼓膜切開術	20	46	34
鼓膜チューブ留置術	11	16	17
その他；耳の小手術	3	7	8
頸部・咽頭の小手術	16	25	16
合計	393	724	752

※手術数は延べ数です。鼻・副鼻腔では、左右また複数の手術術式を同時に行うことが多いです。
※保険上は手術ですが、ほぼ処置に近いと考えられる手技は省いています。

い手術であるアレルギー性鼻炎の下鼻甲介粘膜レーザー焼灼術や、鼓膜形成術などから徐々にはじめました。

そして、2015年1月から鼻中隔矯正術、後鼻神経切断術（アレルギー性鼻炎が対象）やESS（副鼻腔炎が対象の「内視鏡下鼻・副鼻腔手術」）などの本格的な日帰り手術を開始しました。当初は週1日の手術日ではじめました。最近では口コミや他院からの紹介で手術目的の患者さんが増え、現在は週4日手術を行っています。

「みんなこんなに鼻が通っているんですか！」

手術後、患者さんからの圧倒的に多い声です。

手術前は何故か元気がなかったのに、手術後は目がシャキーンとする方もいます。患者さんの変化に、こちらが驚かされることもよくあります。

何十年も、鼻のトラブルに悩んでいた方もいます。何十年もの間、誰かに鼻をつまれながら生活していたようなものです。それが日帰り手術でスッキリするのですから、まさに人生が変わります。

当院の手術は局所麻酔です。全身麻酔はしていません。局所麻酔の手術中の最大のメリットは全身麻酔に比べて「出血が少ない」ことです。

よく間違われるのですが、鎮痛（痛みを取る）と鎮静（気持ちを落ちつかせウトウトする）は全く別です。局所麻酔薬をどれだけ打っても寝ることはできませんし、鎮静薬を打っても痛みは感じます。局所麻酔手術では、局所麻酔薬と鎮静薬の両方を上手く使うことが大事です。

ある程度の時間が必要な手術の時は、主にデクスメデトミジンという新しい鎮静薬を使用しています。この鎮静薬については、研究会や学会で発表をし、実績を報告してきました。当院の日帰り局所麻酔手術は、このような薬剤を用いて痛みのない、快適な手術を目指しています。

なお、この本で紹介する全ての手術には、健康保険が適用されます。複数の手術術式を同時にする場合、費用は高額になりがちですが、保険には「高額医療費制度」があり、医療費の家計負担が重くならないようになっています。事前に「認定書」を申請していただき、手術の際に提示していただければ、その時から適用できます。手術の費用（保険点数）や高額医療費の上限額は、社会状況によって大きく変わっていきます。実際の手術費用負担にあたっては、事前にお確かめください。

オペレーターとしての覚悟

このように当院は「治してナンボ」の精神で運営しています。私の耳鼻科医としてのスキルを最も生かせるのが鼻・副鼻腔と耳の分野です。「確実な診断」と「日帰り手術」の重要性はいままでお話ししてきたとおりです。ただし、当院の治療は日帰り手術だけではありません。

薬で治る病気と治らない病気、手術をすれば治る病気……。

ひと口に鼻や耳の病気といっても、治療にはいろいろな選択肢があります。

鼻の中の多くの病気は、CT、電子スコープ、採血（アレルギーなどの検査）でほとんど丸裸になります。診断をはっきりさせると、投薬は最小限に抑えることができます。

薬での治療の限界が、見えてくることもあります。その際、薬で行くのか？　手術をするのか？　治療の方向性について、その患者さんに最適の治療を熟慮してお話しします。

私の扱っている病気は癌などの悪性の病気ではありません。良性の病気です。手術をしなくても命を落とすことは普通ありません。ですので、患者さん自身が病気を理解できずよくわからないままに手術をしても、患者さんは満足感を得られないと思います。そのために、患者さんが理解できるように「見える医療」を目指しています。

「手術が良いことはわかりますが、やっぱり手術はやめて、薬で治療します」

そういう患者さんも沢山おられます。

治療方法の選択は、最終的には患者さんの希望です。ただ私は手術に対する徹底的なこだわりがあり、メスの力を信じています。ですので、選択肢があった場合、私のスキルを最も生かせる「日帰り手術」をすすめています。

「良い耳、良い鼻で豊かな人生を！」が当院の標語です。

日帰り手術は一～三時間程です。ほんの数時間で今後の人生が豊かになるなら、大変価値のあることなのではないでしょうか。

鼻・副鼻腔の日帰り手術を実現するにあたり、最大の問題は術後の出血です。

どれほど安全な日帰り手術を目指しても、術後出血は1％程の確率で起こります。手術後のトラブルは患者さんにはもちろんですが、医師にもストレスがかかるものです。しかしリスクを恐れていては手術はできません。そうしたことも考え、手術を受けた患者さんに、私は携帯電話の番号をお渡しししています。こうしておけば、もし何かあっても適切な処置をお伝えしたり、医院に来ていただき、早期の対処をすることもできます。

技術や手術機器がなければ手術はできませんが、日帰り手術には、医師みずからが体を動かしフットワークを軽くする「オペレーターとしての覚悟」が最も大事だと思います。

第2章

鼻・副鼻腔の構造
——鼻の中を見たことはありますか?

鼻の中はこうなっている

自分の鼻の中を見る機会はまずありません。「鼻の柱が曲がっています（鼻中隔弯曲症）」と患者さんにお伝えすると多くの方はご自分の鼻を触って「曲がっている？？」と不思議がられます。鼻内は大変奥行きがあって、実は広い空間であることはあまり知られていないようです。

鼻内の動画をはじめて見た患者さんは「鼻の中ってこうなっているんですか」と驚かれます。

鼻・副鼻腔の構造は個人差が大変大きく、一つとして同じものはありません。この章では、複雑な鼻・副鼻腔の解剖を写真や3Dモデルを用いて皆さんにイメージできるように試みてみます。

電子スコープの画像

模式図（P42）を見ていただくと鼻はかなり奥行きがあることをイメージしていただけると思います。

鼻腔（びくう）から咽頭、喉頭までを見てみましょう。電子スコープを使うと詳細な観察が可能です。鼻腔は真ん中の鼻中隔（びちゅうかく）で左右に別れます。鼻の一番奥になると、鼻中隔は途切れて、左右が合流します。この部分は「上咽頭」といわれます。

いわゆるノドは「咽頭（いんとう）」といわれ、上中下に分けて考えられます。ノドの上の部分が「上咽頭」に当たります。

そのまま咽頭を下に向かって進むと、喉頭が見えてきます。喉頭蓋（こうとうがい）という飲み込みのときのフタや、声の源である「声帯（せいたい）」や、食道の入り口が見えてきます。ここまでが「上気道」といわれる部分です。声帯を越して見えるのは気管で、ここから奥が下気道といわれ肺に続いています。

鼻の中はこうなっている

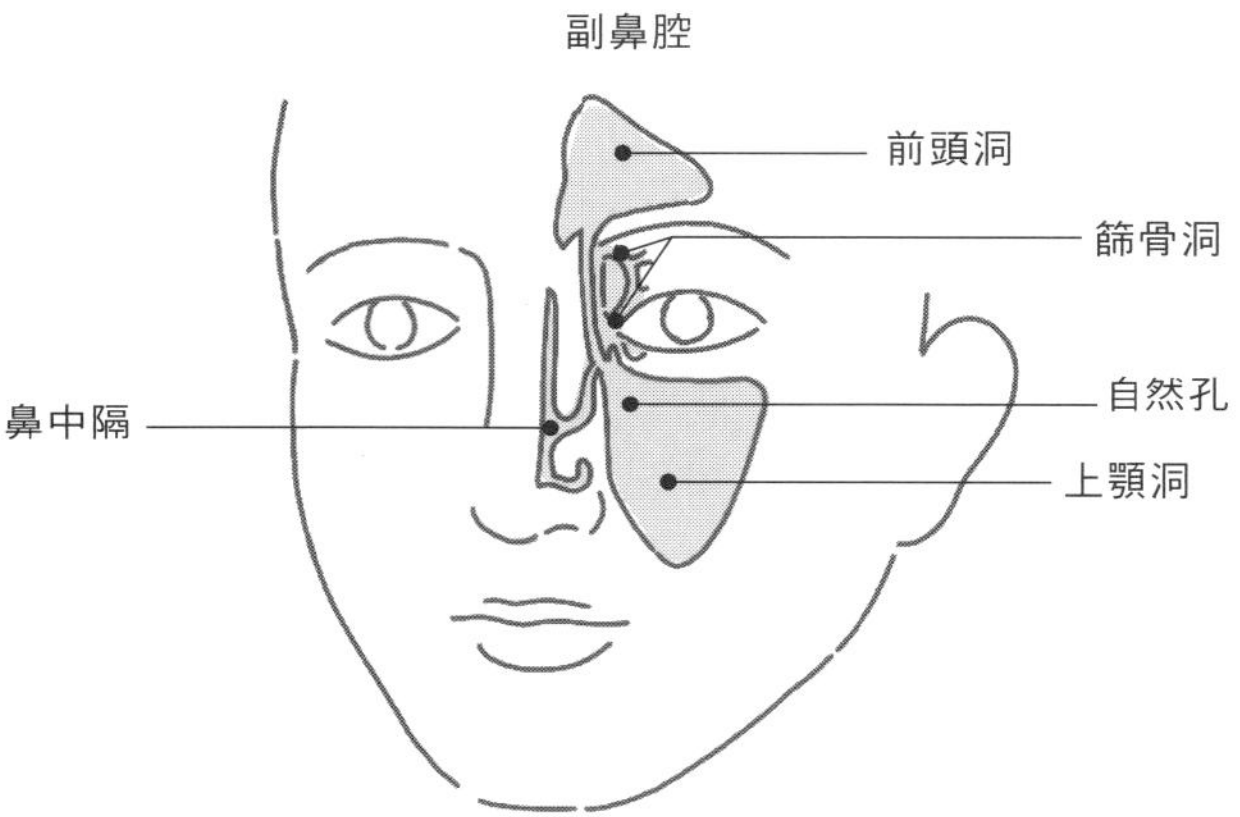

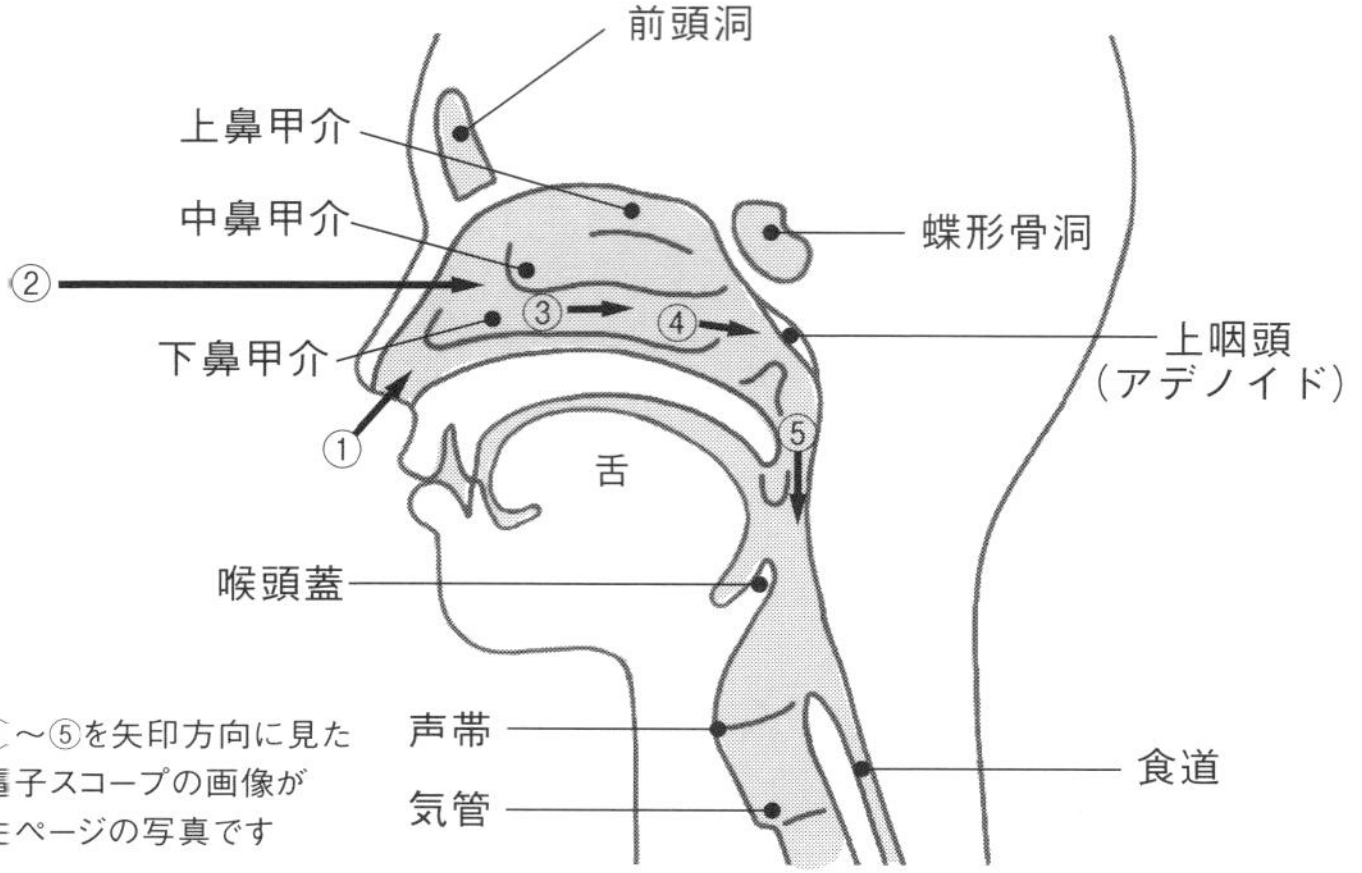

①〜⑤を矢印方向に見た
電子スコープの画像が
左ページの写真です

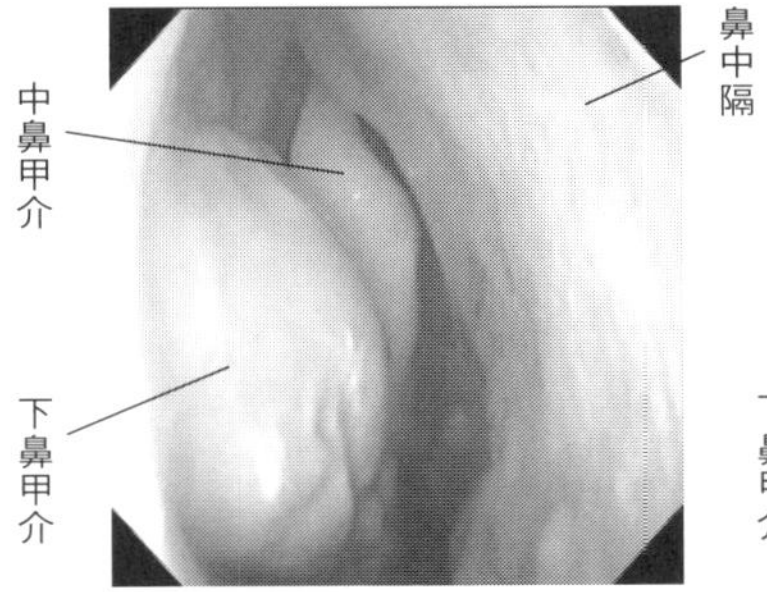

①右鼻。入ってすぐ

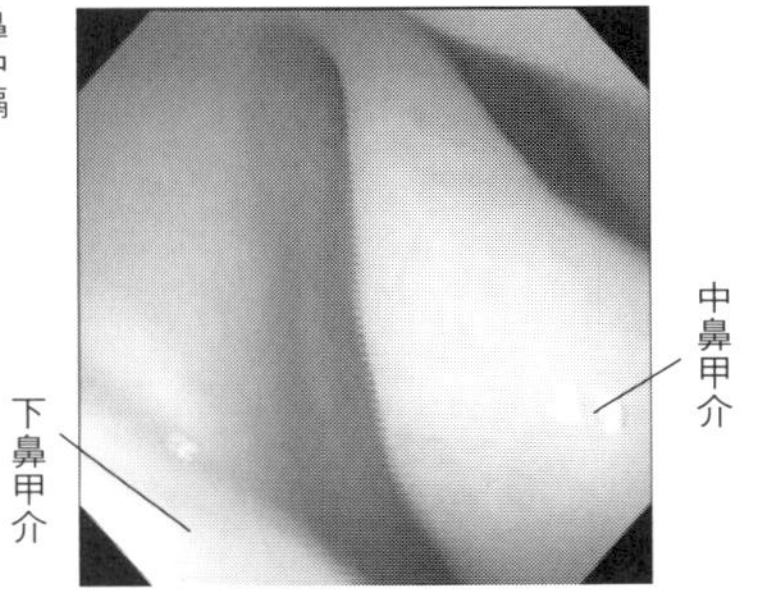

②中鼻甲介

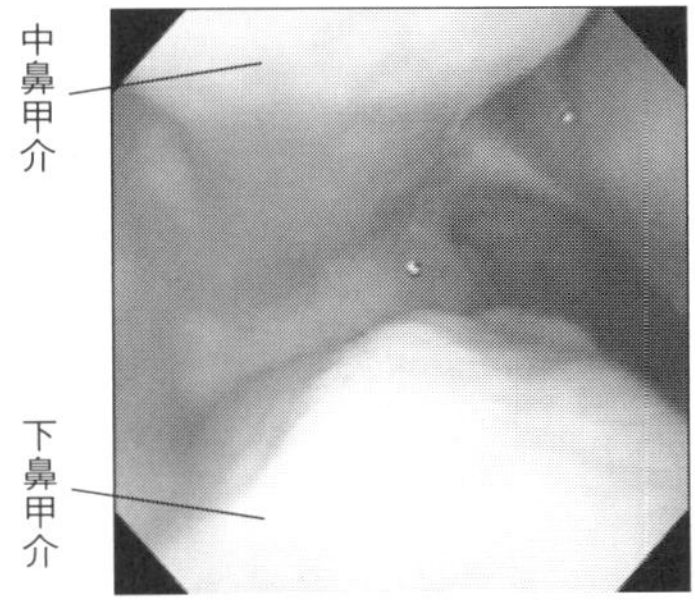

③中鼻道後方

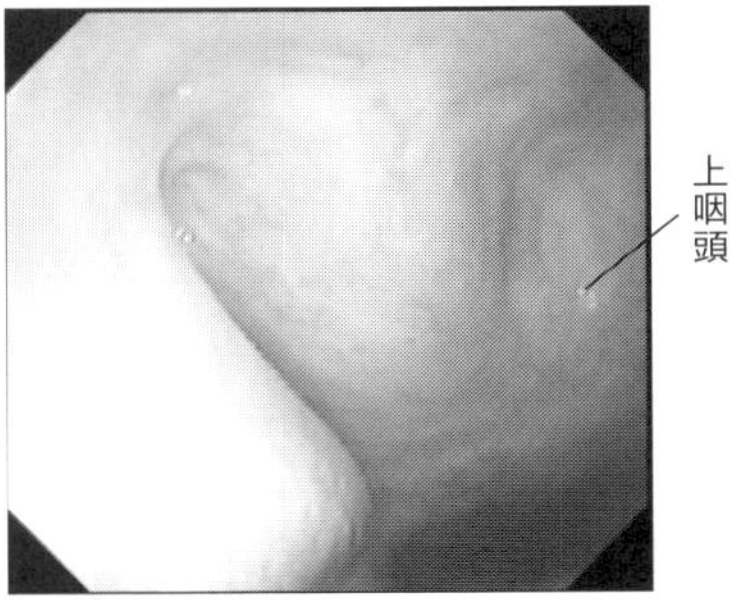

④上咽頭（アデノイド）

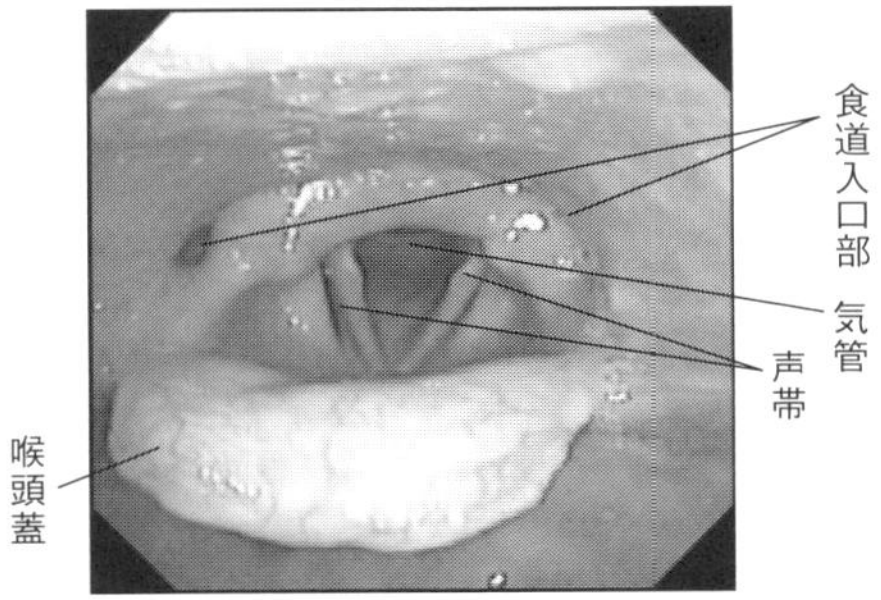

⑤喉頭

副鼻腔の位置

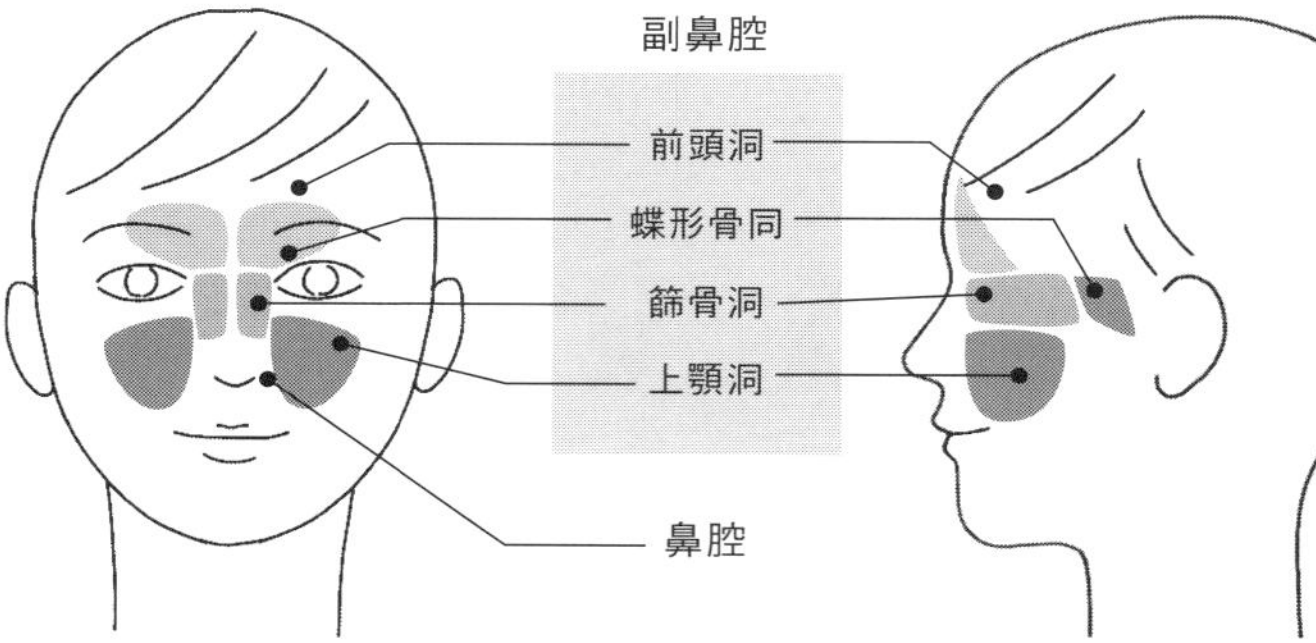

3Dモデルを用いて

３Dモデルを用いて立体的に見てみましょう。副鼻腔は大きく四つに分けられます。上顎洞、篩骨洞、蝶形骨洞、前頭洞といわれます。大体の場所のイメージをつかんでください。

上顎洞（じょうがくどう）……頬部（ほっぺた）にある副鼻腔。

篩骨洞（しこつどう）……両目の間にあります。篩骨《しこつ》蜂巣《ほうそう》といわれます。「蜂の巣」という漢字のごとく、多数の小さな副鼻腔があつまって構成されています。

蝶形骨洞（ちょうけいこつどう）……篩骨洞をさらに奥に進み、一番奥にある副鼻腔です。頭蓋骨の中心に近くなってきます。視神経や内頸動脈等、大事なものが周辺にあります。

前頭洞（ぜんとうどう）…おでこの部分にある副鼻腔です。

Ｐ46の下図を見てください。鼻の左側を取ります。鼻腔を左右に分ける鼻中隔が見えています。鼻中隔弯曲症（いわゆる鼻が曲がっている）というのは、この鼻中隔が曲がってしまう病気です。鼻中隔は三つに分けられます。前の部分は軟骨で柔らかく、奥の二つは骨です。

Ｐ47の上図を見てください。鼻中隔を取りました。右側の鼻腔が見えています。電子スコープで見た（Ｐ43）中鼻甲介、下鼻甲介といった構造物が見えます。中鼻甲介と右目の間の構造物が右側の篩骨洞です。中鼻甲介を取ってみましょう。

Ｐ47の下図を見てください。中鼻甲介を取りました。

複雑な構造が見えてきました。これが篩骨洞です。蜂の巣のように複数の副鼻腔が集合しており篩骨蜂巣《しこつほうそう》といわれます。一番奥に位置するのが蝶形骨洞《ちょうけいこつどう》です。

鼻の構造を3Dモデルで見ると

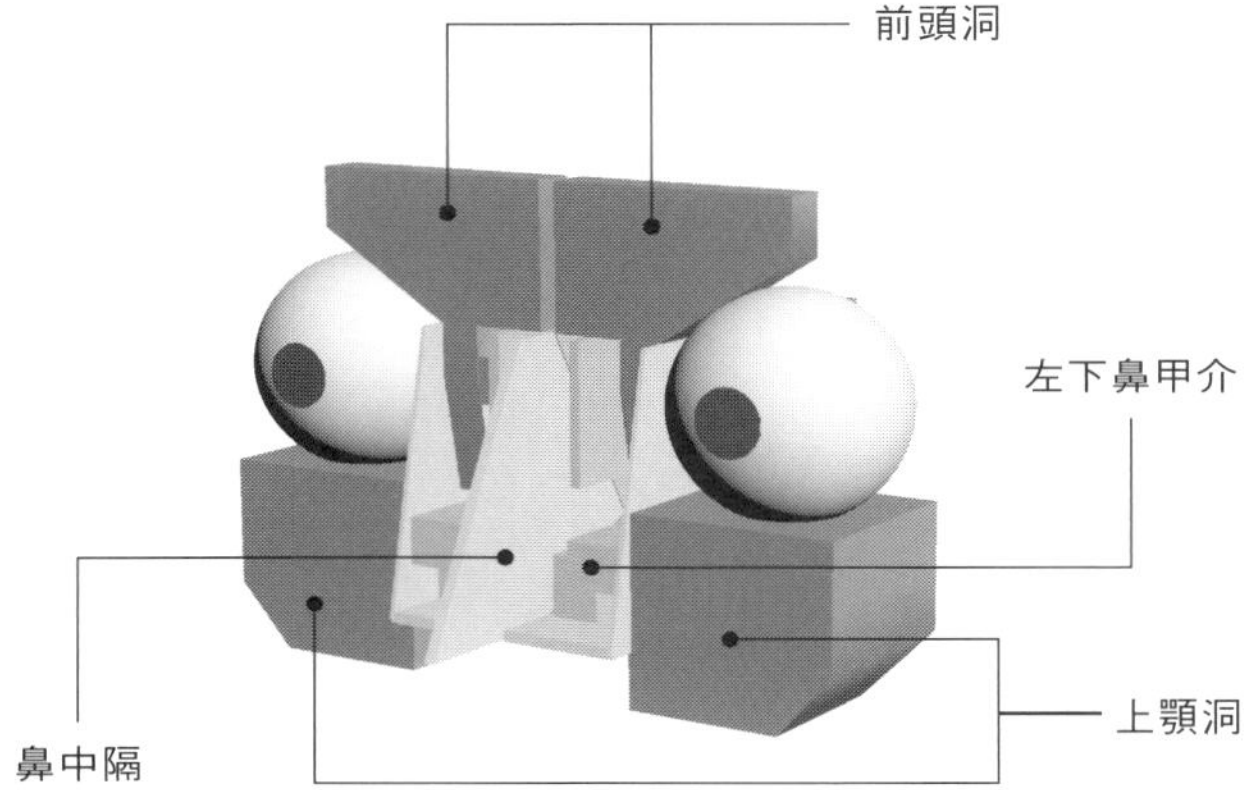

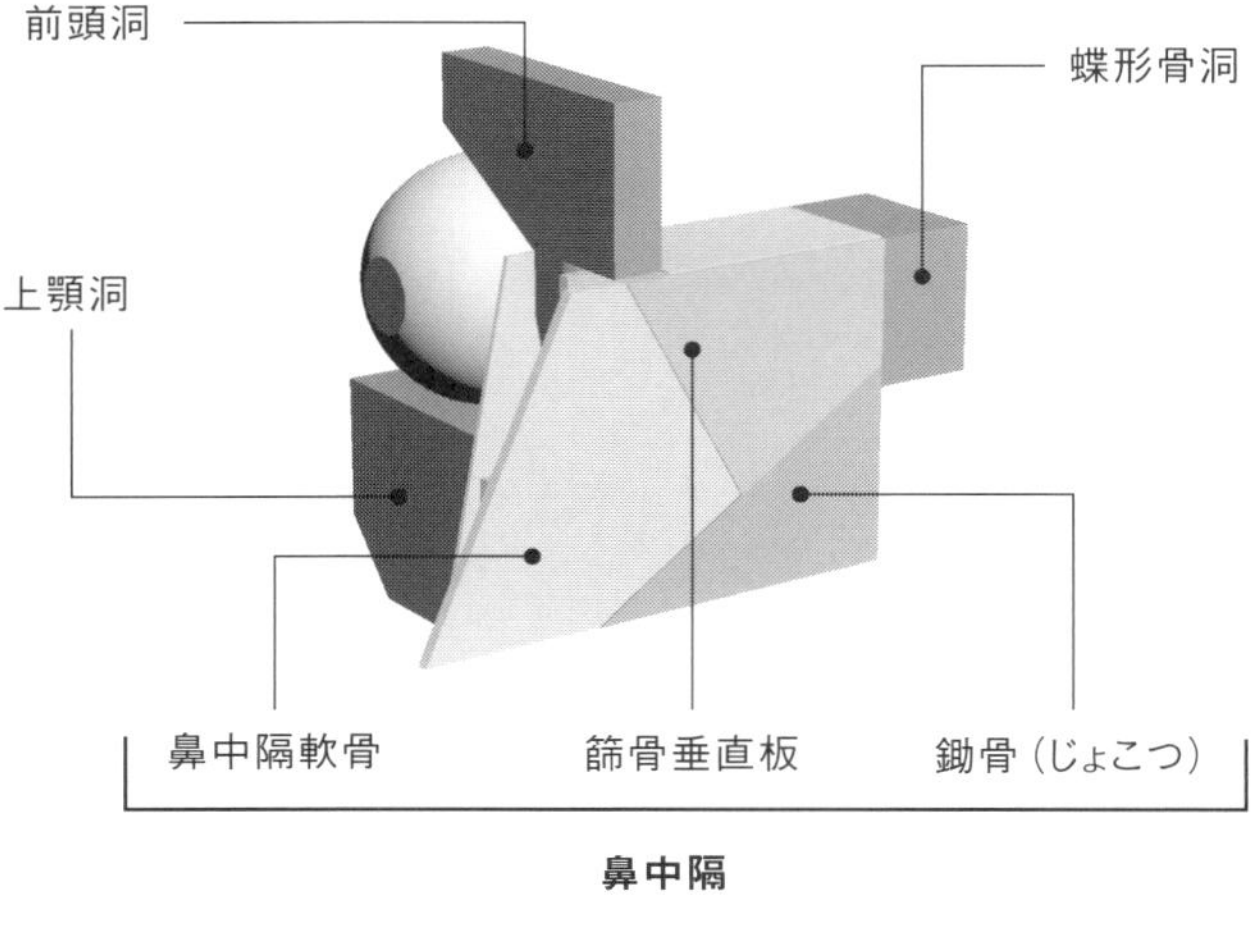

鼻の構造を3Dモデルで見ると

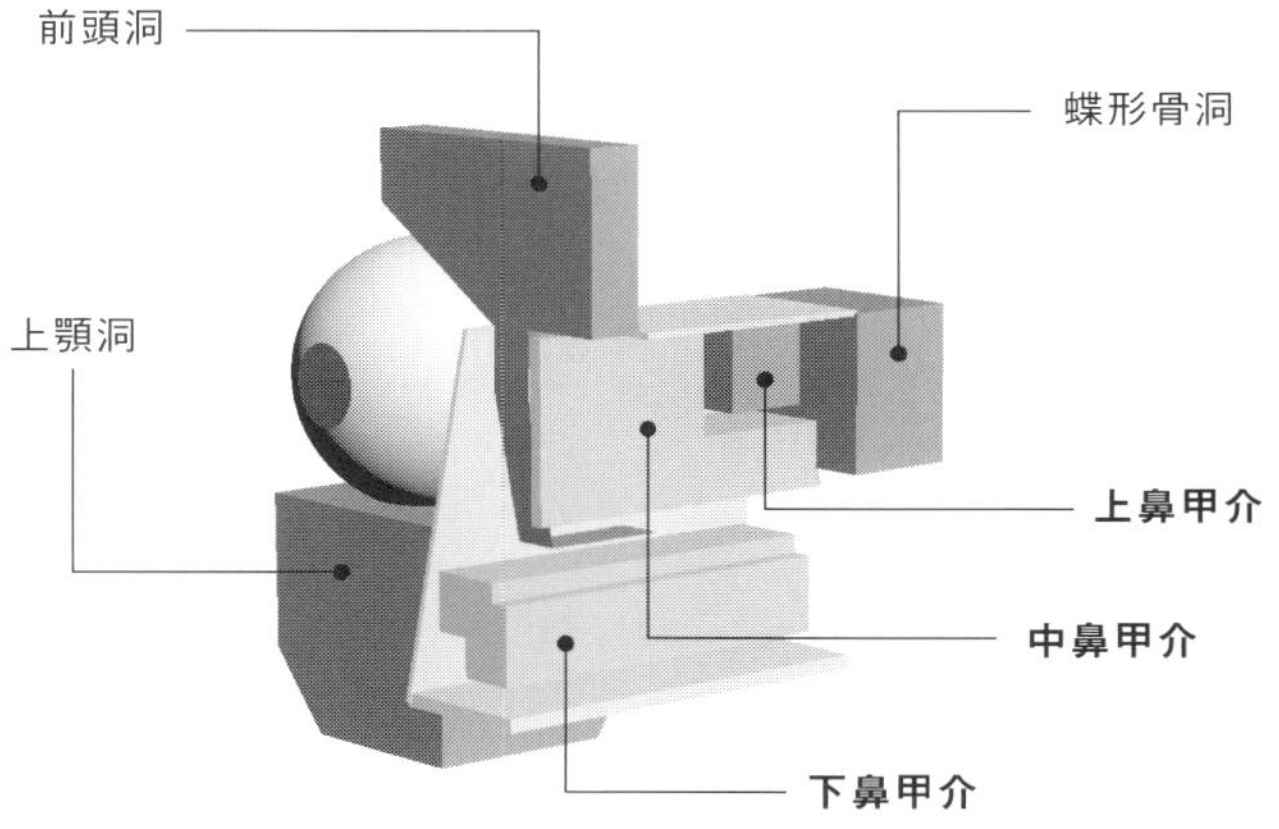

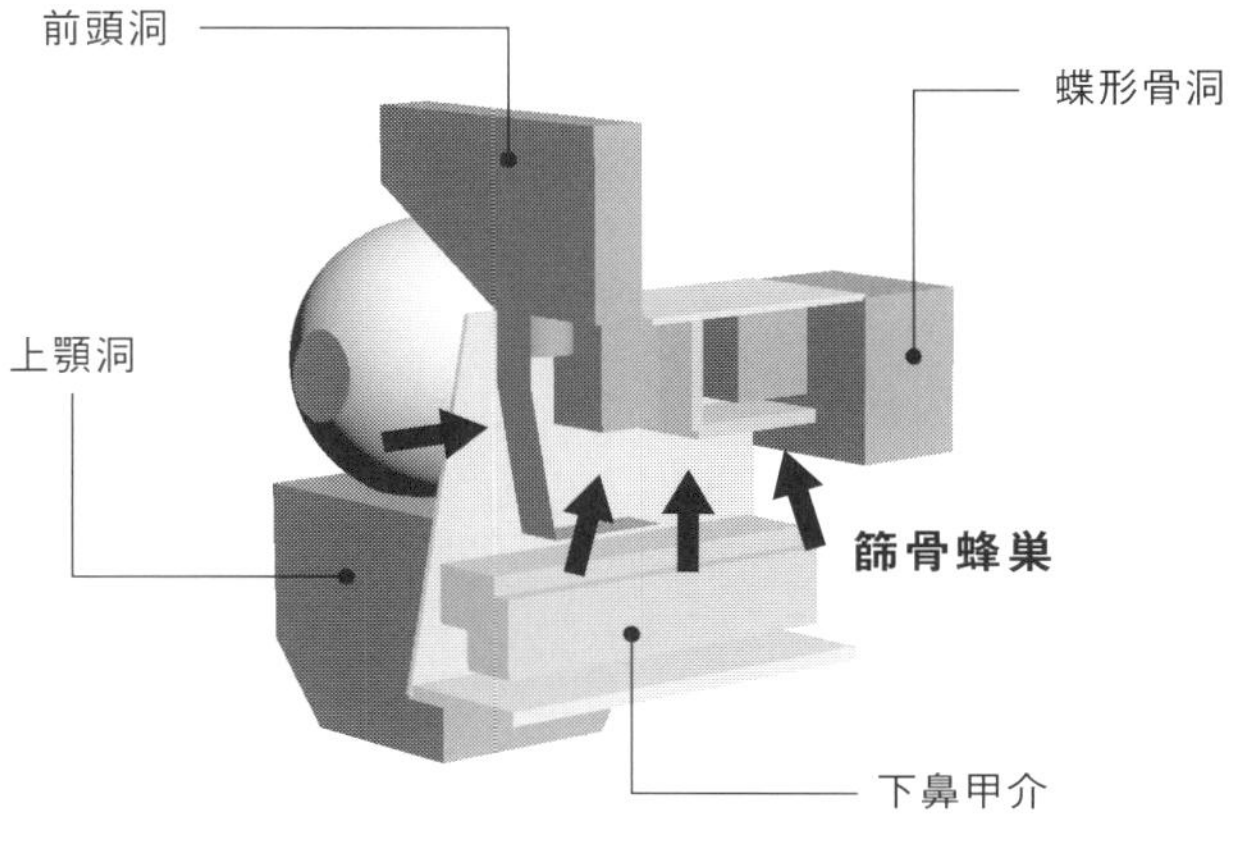

全ての副鼻腔は鼻腔内に出口があり、鼻腔とつながっています。

CTスキャンでみる鼻・副鼻腔

さて、これらをイメージして正常なCT画像を見てみましょう。実際は0.5㎜間隔で、大変多くの断層写真を見るのですが、ここでは数枚抜粋してみます。CTスキャンでは、骨が「白色」にうつります。内臓・筋肉・病変等が「灰色」にうつります。正常の副鼻腔は空気で満たされているため「黒色」にうつります。ここでのCTは正面から見た写真です。あまり専門的になりすぎると理解を妨げるので、かなり単純化して説明してみました。ご理解いただけましたでしょうか？

正面から見たCT(前から後ろへ)

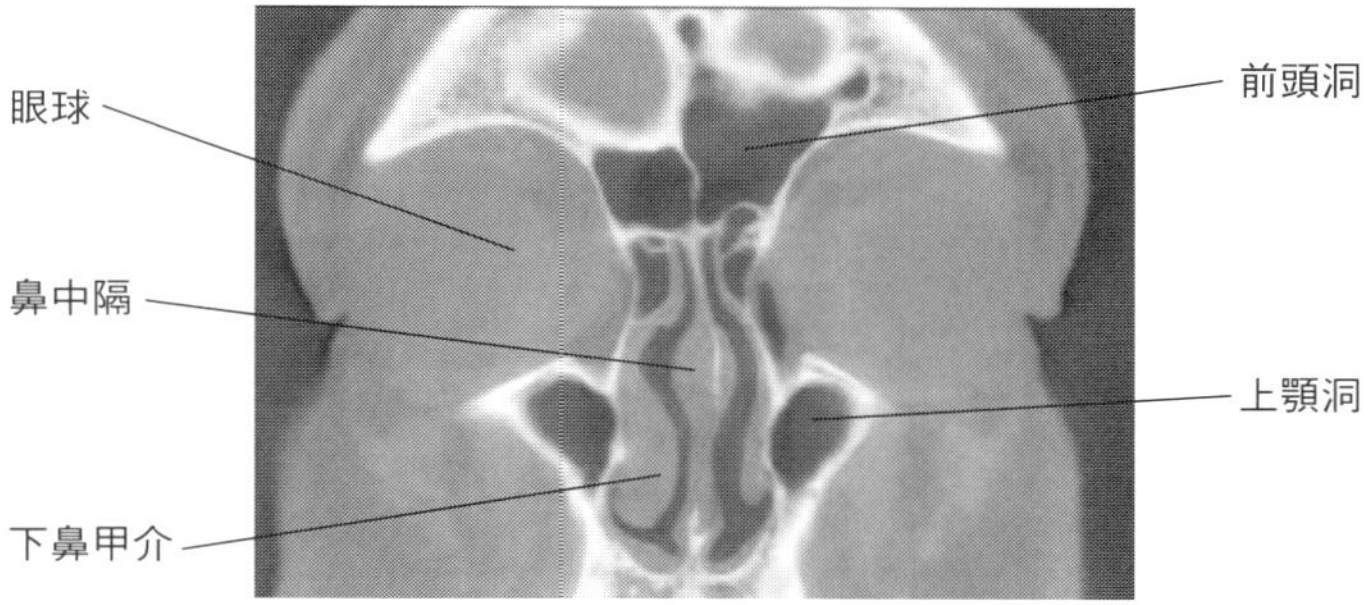

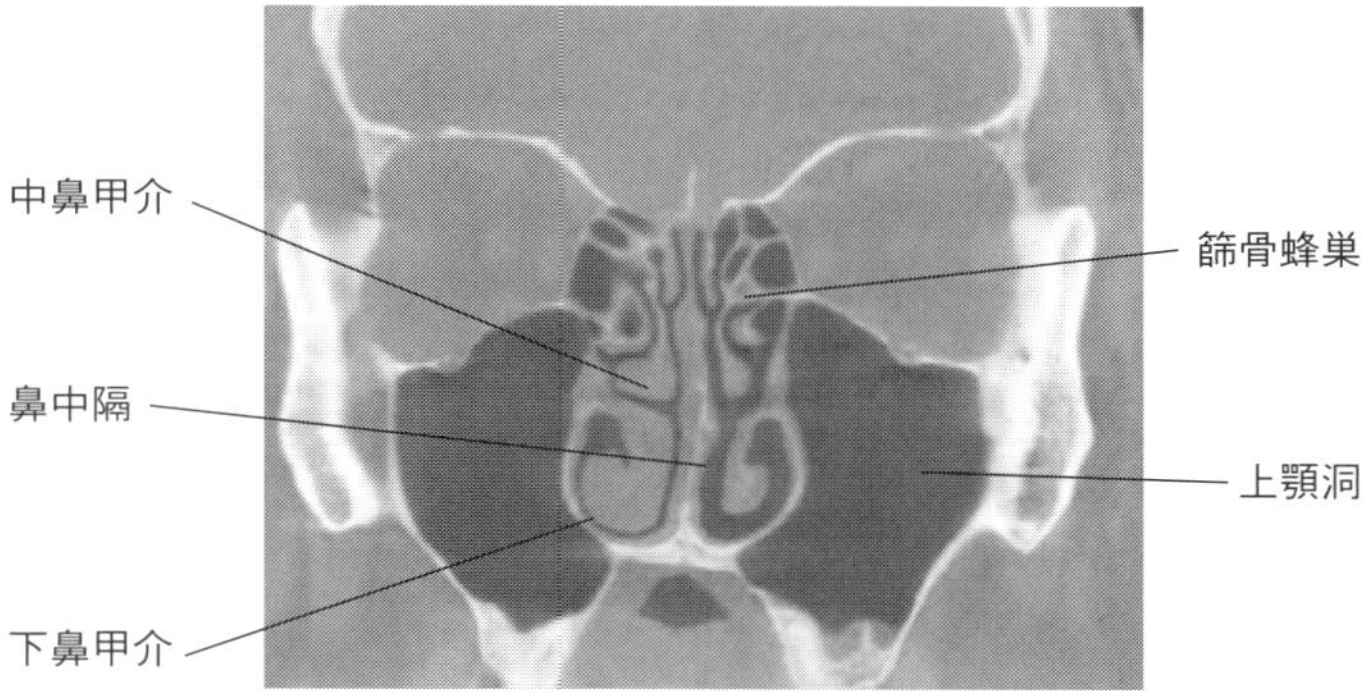

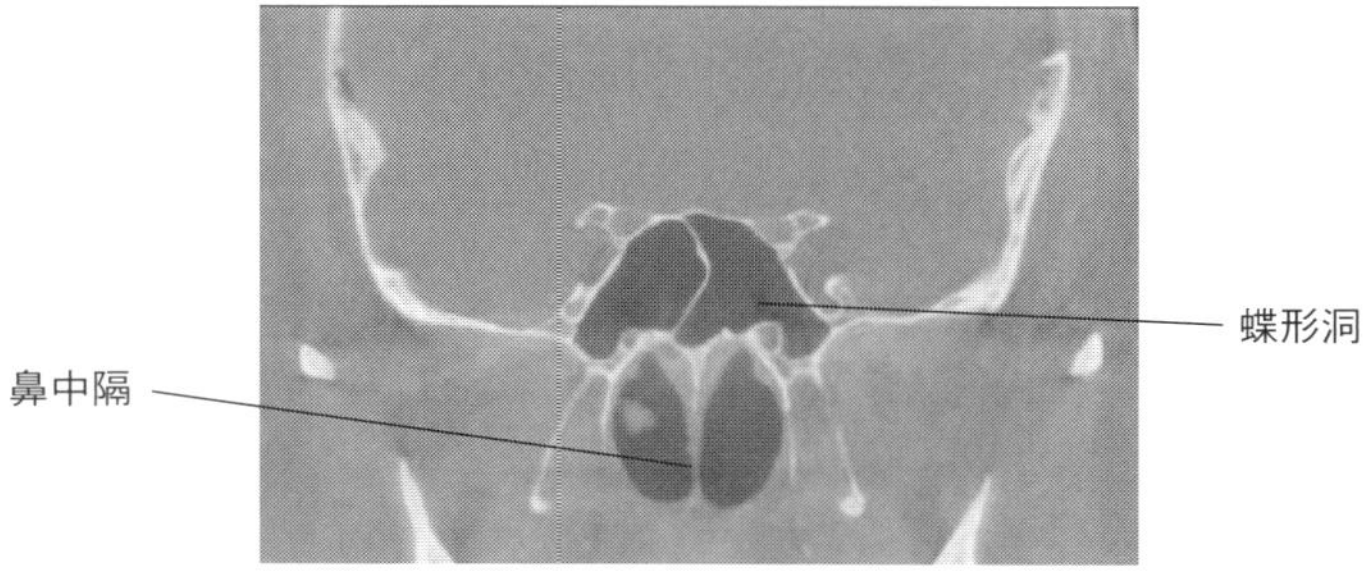

第3章

放っておいてはいけません！
鼻が悪いとどうなるのか？

そもそも鼻は何をしているのか？

ではそもそも鼻は何のためにあるのでしょうか。その役割を知れば手術をする意義が理解できるでしょう。鼻の手術をした患者さんからは、「もっと早くやっておけば良かった」というお声が多いのですが、そのことにも納得がいくはずです。

鼻の役割は大きく分けて三つといわれています。

1　呼吸路

2　嗅覚

3　音声の共鳴

鼻の三つの重要な働きと、鼻・副鼻腔の病気で鼻詰まりになり、慢性的な口呼吸になってしまうとどんな不都合が起こるか、順を追ってお話しします。

1 呼吸路としての鼻（加湿、加温、除塵）

私は、ここで述べる「呼吸路」としての役割がヒトにとって最も重要ではないかと考えています。私たちは、呼吸をしなければ生きていけません。酸素を取り入れ、二酸化炭素を出す働きです。これを「ガス交換」といいます。

私たちは食べ物を食べなくても、水さえあれば1週間ほどは生きていけます。厳しい絶食では食べ物を摂らず、水だけで過ごします。それでも命を落としません。しかし、呼吸が数分間止まっただけで、私たちは死んでしまうのです。

まずはじめにお伝えしたいことは、「鼻呼吸が最も自然な呼吸法」であるということです。

単純に空気を肺に送るだけの通路なら、鼻だけでなく口もあります。実際鼻詰まりがひどくて鼻呼吸できない方は口呼吸でカバーしています。ただし、この状態は健康とはいえません。鼻は空気の単なる通り道ではありません。鼻から吸い込んだ空気は図のような経

呼気と吸気の通り道

吸気

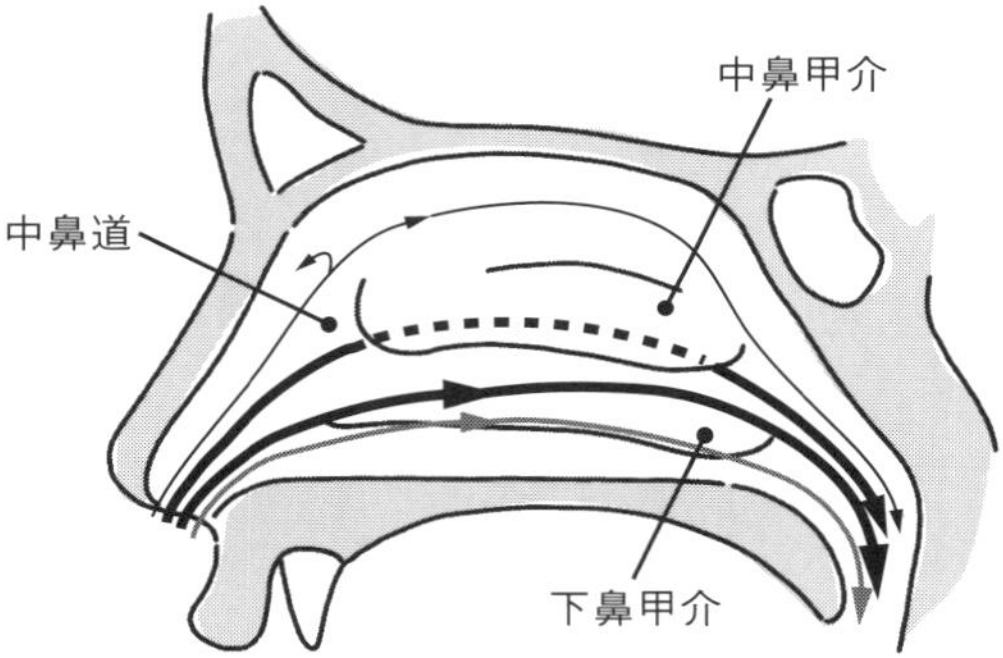

呼気

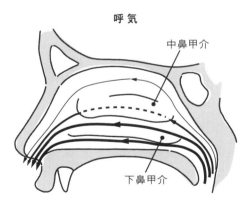

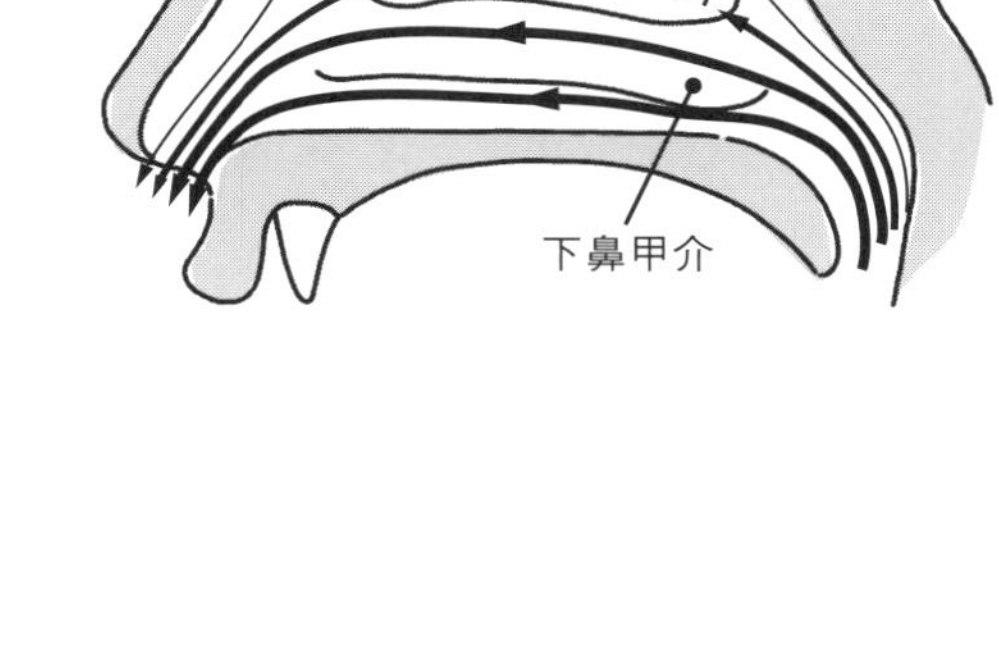

路で入ってきます。

空気を吸い込むと、主に中鼻道を通ります。息をはくとき、空気はそのちょっと下を通ります。実際にやってみると、その感じが良くわかると思います。単純に鼻の穴から奥に空気が入っていくのではなく、わざわざ寄り道をしている感じがしますね。これにも立派な意味があります。鼻の中の複雑な形は第２章で述べたとおりです。

鼻の中は粘膜で覆われており、表面積は両方の鼻を合わせて約１６０㎠といわれています。ただこれは目に見える表面積です。後で述べますが粘膜表面は顕微鏡で見ると線毛で覆われています。その線毛を含めて考えると表面積は何と約９６０００㎠（9.6㎡）といわれています。なんと6畳の和室程の広さもあるのです。

鼻呼吸をすると、空気はその広大な表面積をもつ鼻の中を、寄り道しつつ通ります。この過程で空気を温め、湿度を整え、ゴミを取り除き「体に優しい空気を肺に送り込む」という「エアコン」としての重要な役割があるのです。口呼吸では、鼻という優秀なフィルターを通過せず、直接空気を吸うため口やノドが乾燥し、ウイルスや細菌感染も起こしやすくなってしまいます。

吸い込んだ空気の温度・湿度の調節

鼻腔粘膜は血管が大変豊富です。特に鼻甲介（第2章参照）は粘膜が分厚く血管が特に多く集まっています。外から鼻に入ってきた空気は「体に優しい」温度・湿度に効率よく調節されます。その中心を担うのが、この豊富な血管です。

鼻の奥行きは、わずか数センチしかありません。鼻から吸い込んだ空気はわずかな間にここを通過してしまいます。にも関わらず15度の空気が鼻を通過すると29～33度程度まで加温されるという報告があります。

正常では、通常1日に1リットルも鼻汁が分泌されています。そのうち約300mlは粘液（ハナミズ）に約700mlが加湿機能に利用されています。鼻の中を通過した空気の湿度は75～90％程度になり、気管に達する時には、ほぼ100％になります。

このようにあっという間もない通過時間で、鼻は外の空気を体に適度な温度、湿度に調節し肺に送り込んでくれるのです。鼻詰まりで、口呼吸になると、このような機構がなくなるため、それだけ気道や肺はダメージを受けますし、加湿されない空気では、口が渇くといった症状の原因になります。

空気をきれいにしてくれる──除塵

私たちは、１日に15kgもの空気を吸い込んでいます。その空気のなかにはホコリやチリ、ウイルス、細菌、花粉などの異物が含まれています。〝異物〟というのは、本来私たちの体のなかにはなく、体が必要としないものです。

まず鼻の入り口には鼻毛があります。空気中の汚いものを取ってくれそうなイメージがあるかもしれませんが、よっぽど大きな異物でもない限り、「空気を浄化」させる役割はありません。それよりも鼻の中に入った後の話が大事になってきます。

鼻は通常１日に１リットルもの鼻汁を分泌しています。そのうち約３００㎖が粘液になります。この粘液と、線毛といわれる粘膜表面に存在する毛が除塵に関わっています。高さ5～10㎛（１㎛＝１㎜の千分の１）ほどの毛（線毛）を持った細胞で鼻の粘膜表面はおおわれています。一つの細胞に1本ではありません。約200本あるといわれています。200本もの線毛を持つ小さな細胞が鼻・副鼻腔（160㎠）にひしめき合っているのです。いかに多くの線毛で鼻腔内がおおわれているかおわかりになるかと思います。5〜10µmの高さの毛のことですので、もちろん目で見える物ではありません。その線毛は分泌された粘液で覆われています。これをmucous blanketといいます。日本語で訳すと「粘液の毛布」です。図（P59）のイメージですね。

この線毛は、なんと毎秒10〜20回しなるように動き、mucous blanketに付着した異物を輸送するのです。線毛運動といわれています。副鼻腔粘膜においては、副鼻腔の出口に向かって、異物を輸送するように動きます。鼻腔内では後ろ、つまりノドの方に向かって異物を輸送、排泄しているのです。最終的にはノドを通過して、食道、胃に運ばれていくということです。

鼻から異物がなくなる時間は10〜20分といわれています。

鼻の線毛運動

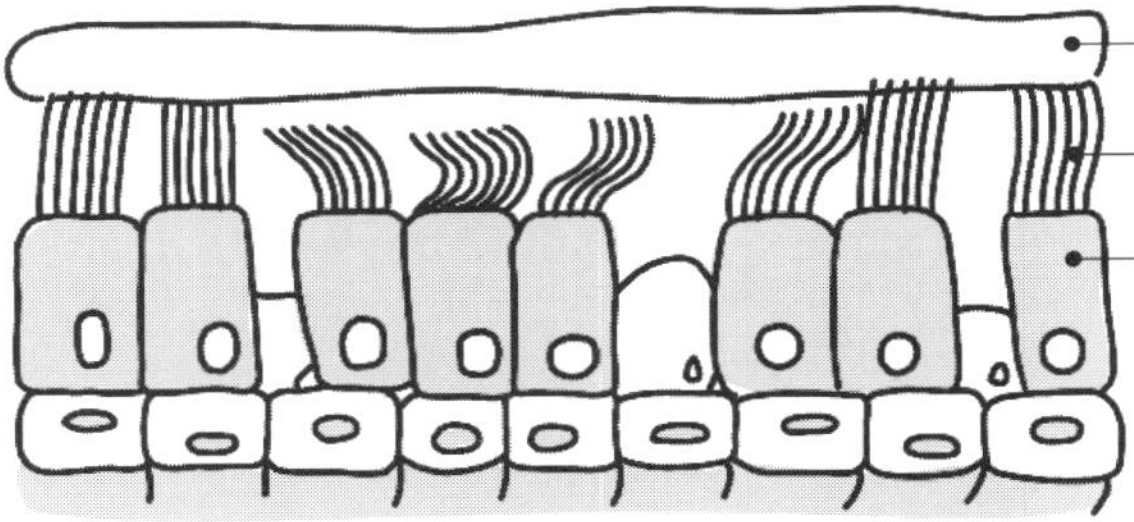

この浄化機能により0.5㎛以上の粒子は鼻腔内でキャッチされ処理されます。0.5㎛以下の粒子の多くはそのまま鼻という優秀なフィルターすら通過して肺に行ってしまいます。

皆さんはＰＭ2.5を聞いたことがあると思います。ＰＭ2.5とは、特定の物質を指すのではなく、大きさが2.5㎛以下の非常に小さな粒子のことです。微小粒子状物質と呼ばれます。小さな粒子の産業廃棄物等と考えてもよいと思います。粒子径が小さいため、肺などの体の奥に入り込んでいき気管支喘息、循環器疾患等、さまざまな健康被害をもたらします。最近ではＰＭ0.1（直径0.1㎛以下）という鼻腔内でキャッチが不可能な

花粉の大きさを比較すると

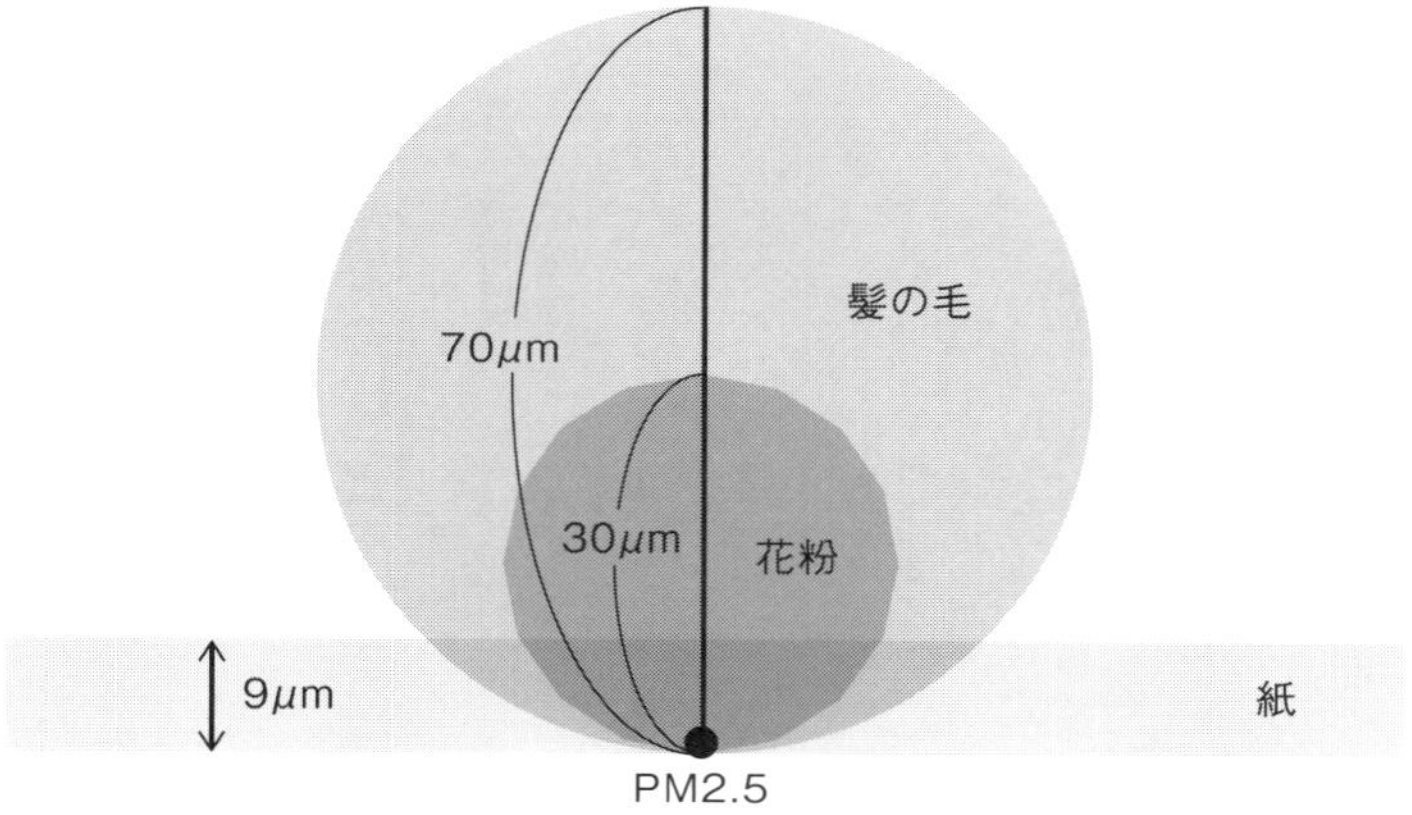

粒子径の大気汚染物質の問題が指摘されています。

スギ花粉は直径30～40㎛程、ダニはだいぶ大きくて直径約0.2～0.4㎜程です。いずれも0.5㎛以上なので鼻腔内でキャッチされます。スギ花粉のピークの時期には大量の花粉が、鼻の中に入ってきて吸着してしまうわけです。花粉症をお持ちの方には想像しただけで、くしゃみが出そうな話ですね。単純に花粉という敵を減らす意味で、マスクが如何に有効かわかりますね。

2 嗅覚

嗅覚は生物の進化において、もっとも早くに発達した感覚といわれています。要するに生き残るために必要不可欠であったのです。人類は嗅覚が無くても生き残っていける知能を手に入れたともいえます。嗅覚は、退化はしていませんが生物として生き残る機能としての役割がなくなってしまっているともいえます。

現代人にとって、危険を察知する能力としての嗅覚は、「ガス漏れの感知」があります。人体に有害で火事の原因になる「ガス漏れ」があった際、無臭ガスでは人類は感知できません。そこで、無臭のガスにわざと匂いをつけているのですが、嗅覚が低下していると、わからず、危険な状況になってしまいます。

嗅覚が悪くなると食事の味が落ちますよね。味覚を感じる舌に問題があるわけでもないのに、食事が美味しくなくなるのです。実際、「味覚がない」と来院される患者さんの中で鼻の病気があるという方は少なくありません。日本人は大変食いしん坊です。美味しい

臭いを感知するセンサー――嗅上皮

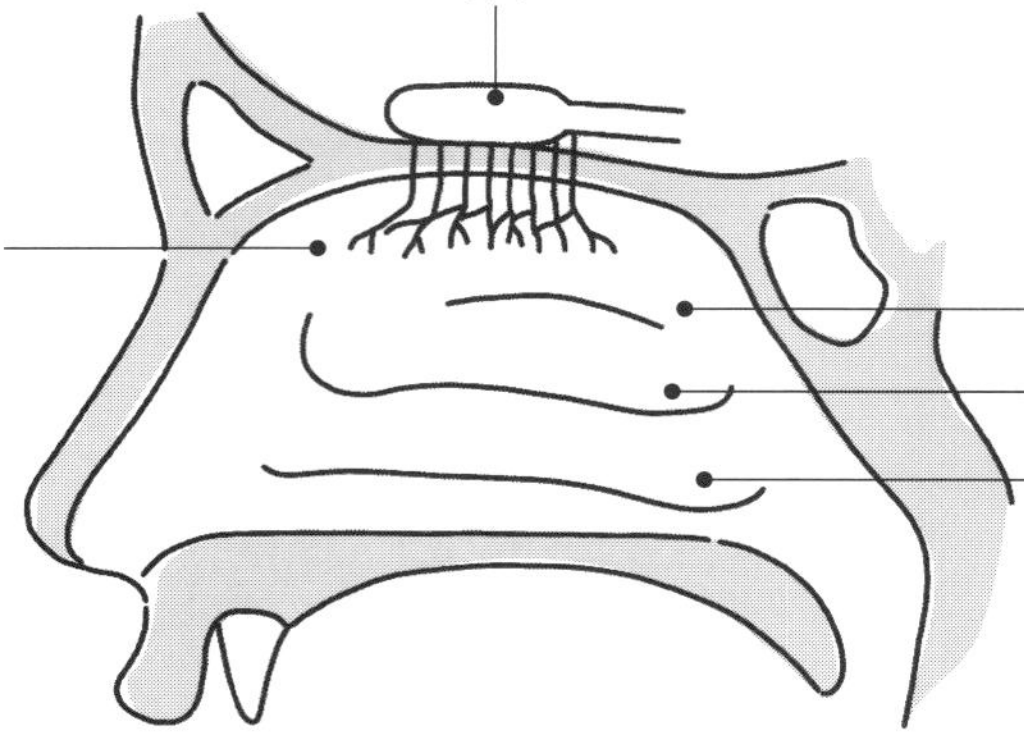

店が溢れかえっていますし、味に対するこだわりや繊細さはダントツの世界一でしょう。嗅覚・味覚の低下は、味にウルサイ日本人にとっては大問題です。超高度な現代社会で生活している日本人にとっては生き残っていくための嗅覚よりも、人生を楽しむための嗅覚の方が重要なのかもしれませんね。

我々人間が受け取る「匂い分子」は40万〜50万ともいわれています。その膨大な「匂い分子」が鼻腔天蓋（天井）にある嗅上皮に到達し嗅神経を通じて脳内に伝達されます。

嗅覚が低下するさまざまな障害

嗅覚障害の分類
1　気導性嗅覚障害……鼻内の空気の流れが悪い
2　嗅神経性嗅覚障害……嗅上皮に障害がある
3　中枢性嗅覚障害……嗅球から脳内の病変

感染で鼻が「詰まって」しまい嗅覚が低下した場合、これは適切な治療で回復するでしょう。問題は慢性的にずっと嗅覚が悪い方です。ステロイド薬や、ある種の漢方薬で嗅覚が改善することはあります。ではその手の薬で回復しない場合、手術で改善するのでしょうか。

気導性嗅覚障害は鼻詰まりなどが原因で、鼻の中の空気の流れが悪く「匂い分子」が嗅上皮に到達しないため起こります。例えば鼻腔形態が悪い時、手術で空気の流れが良くなると改善する可能性はあります。

嗅神経性嗅覚障害とは匂いを感じる場所「嗅細胞」そのものが感染や副鼻腔炎等でダメージを受けているケースです。障害が強い場合が多く、嗅覚脱失（嗅覚がまったくダメになっている）していることが多いといわれています。ただ、患者さんによっては、手術とお薬で改善する方もおられます。では実際どの程度手術で改善するのかというと、「やってみないとわからない」というのが本音のところです。手術では「嗅上皮そのもの」を触って治すわけではありません。

中枢性嗅覚障害で嗅覚脱失している場合は、いくら手術をしても回復は見込めません。

鼻詰まりを治す、副鼻腔炎を治す目的で手術をして、結果的に、「嗅覚も改善した」という方は少なからずおられます。そういう方は嗅覚のみならず「食事が美味しくなりました！」と味覚も改善する方が大半です。人生の質が上がり、「美味しい食事」という毎日の楽しみが増えて大変喜ばしいことです。「ウンチのにおいも臭うようになりました！」と笑いながら話される方もおられます。これも人生ですね。

少し話が変わりますが、手術をする患者さんで「鼻の手術をして嗅覚が落ちませんか？」とよく質問をうけます。ご安心ください。嗅上皮そのものをさわる鼻・副鼻腔の手術はどちらかというと少数です。よっぽど乱暴なことをしない限り嗅覚低下は起こりません。

3　音声の共鳴装置

お猿さんはお話ができませんが、ヒトは「言語」を獲得しています。言語を操るヒトの鼻には、音声の共鳴腔としての役割が加わってきます。

声を出すには、まず肺からの空気が必要です。これが声のエネルギー源となります。喉頭には声帯という左右２枚のヒダがあり、肺からの空気（呼気）がこの声帯を振動させます（P43）。これが声の音源になります（喉頭原音）。声帯を通過した空気は共鳴腔といわれる咽頭腔、口腔、鼻腔で修飾・増幅され、その人独自の「声」なって出てきます。

声は、一人ひとりで違います。

声は個性の一つです。声を聞いただけで、「あっ、○○さんだ」とわかります。

「音声」の治療では「声帯」やその周辺を観察し治療することが多いし、最も大事であることはいうまでもありません。しかしながら、「音声」の異常は、声帯だけの問題ではないことは知っておいてください。鼻も大切なのです。

鼻に異常があることで起こる「声」の異常を「鼻声（びせい）」といいます。共鳴腔の異常ですね。閉鼻声（へいびせい）、開鼻声（かいびせい）の2種類に分けられます。

「閉鼻声」とはいわゆる「はなごえ」です。風邪を引いて鼻が詰まると起こりますね。声の共鳴の仕方が変わってしまうからです。「開鼻声」は、例えば生まれつきの病気である口唇口蓋裂が代表です。空気が抜けすぎて、声に大きな影響を及ぼします。かなり早期に発見されることが普通で、形成外科等で手術されることが普通です。

鼻が詰まることで起こる閉鼻声が、一時的な病気によるものであればよいのですが、後に述べる、通年性アレルギー性鼻炎、鼻腔形態異常、慢性副鼻腔炎などの病気が原因であれば、本人の気づかないまま、慢性的な「閉鼻声」になっていることがあります。

先程、声は個性といいました。鼻詰まりの声「閉鼻声」を自分の声と思っておられる方は、案外多いです。鼻の手術後に声の感じが変わったとおっしゃる方が時におられます。悪い鼻を手術して共鳴腔が変化したので当たり前のことです。本来の声に戻ったと考えてもよいかもしれません。

音声を発するしくみ

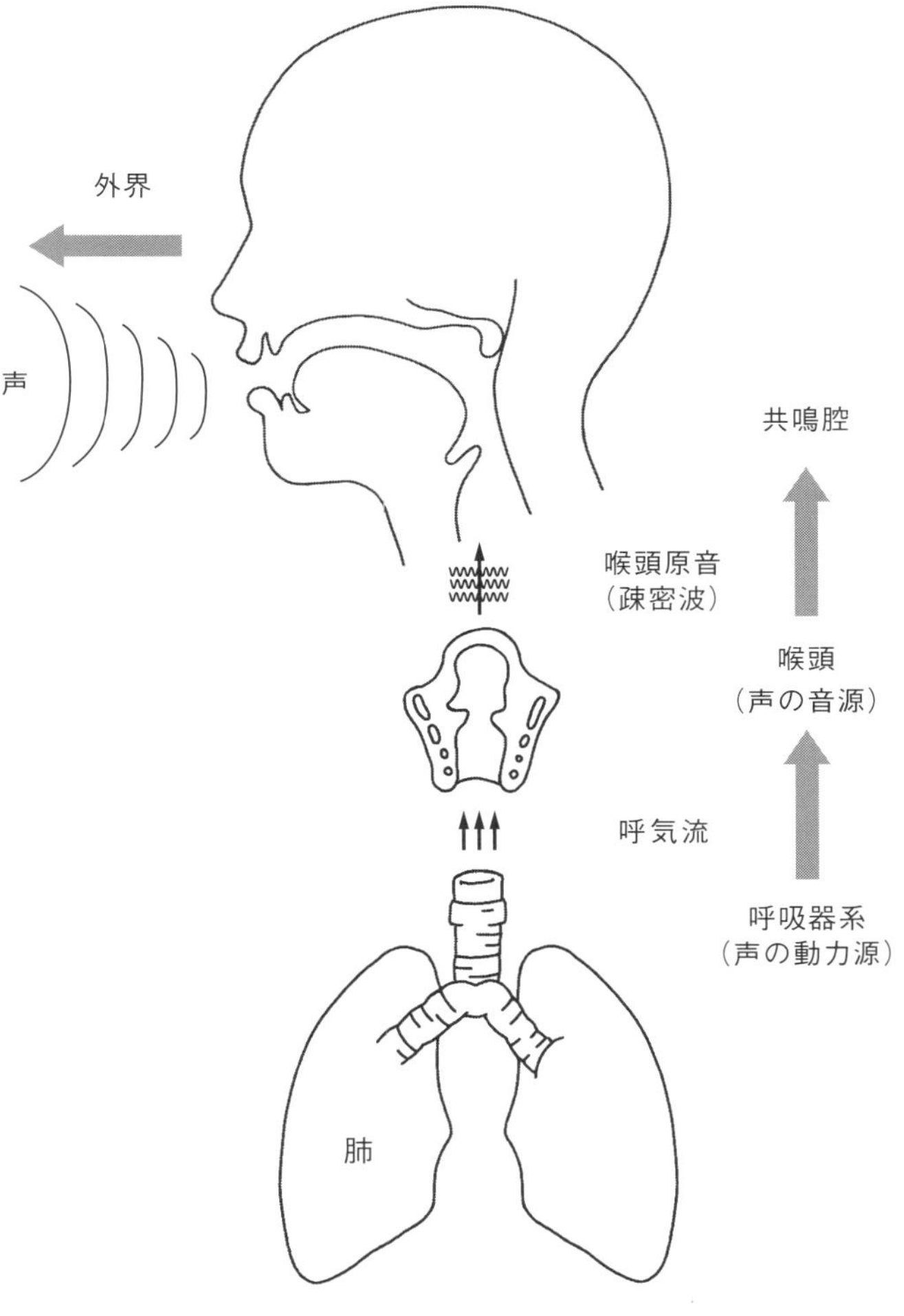

呼気を妨げる「鼻腔の異常」だけが共鳴腔として問題になるのでしょうか。鼻腔周囲には、上顎洞、節骨洞、前頭洞、蝶形骨洞などの副鼻腔が存在しますね。これらは共鳴と関係していないのでしょうか。実は、これは専門家の中でも意見が分かれているのですが、共鳴腔としては関係ないという意見が多いです。ですので、ちょっと謎の多い部分です。

実際の所どうなのかというと、プロの歌手の方など「声」を専門に使う方に副鼻腔の手術をすると、「よく響くようになった」とおっしゃる方もおられます。悪くなった方を経験したことはありません。ただ、歌手の方によっては、「鼻詰まりの声」がトレード・マークのこともあります。この様なケースでは「本来の声＝良い声」というわけではありませんね。鼻詰まりで寝不足になろうと、すごいハナ声であっても……それが「最高の声」ということもあるのです。

鼻詰まりは悪いことなのか――口呼吸を放っておいてはいけません

鼻詰まりになると、この呼吸路、嗅覚、音声三つの働きに支障が出てきます。

呼吸路……「体に優しい空気」が肺にいかず、体調を崩しやすい。
嗅覚……味覚も低下し、お食事が美味しくない。
音声……鼻が詰まると、本来の声ではなくなってしまう。

頭痛、歯周病、喉の痛み、風邪を引きやすい、胃酸逆流などの消化管症状、慢性的な疲労、睡眠障害……。実にさまざまな影響があるといわれています。中でも睡眠障害は深刻です。「呼吸の障害」つまり、酸素が欠乏している状態です。社会的な問題になっている「睡眠時無呼吸症候群」とも大きく関わっていることがわかってきています。

睡眠時無呼吸症候群といえば「昼間の眠気」などが有名ですね。アメリカ・スリーマイル島原発事故、スペースシャトル・チャレンジャー号爆発事故、チェルノブイリ原発事故などの重大な事故も睡眠時無呼吸によるヒューマンエラーといわれています。また「昼間の眠気」だけが睡眠時無呼吸症候群の症状ではありません。睡眠時無呼吸症候群は生活習慣病の原因になる病気です。つまり高血圧・心臓病・糖尿病といった深刻な問題を引き起こしかねないのです。

睡眠障害・睡眠時無呼吸に注意！

「睡眠時無呼吸＝太った人の病気」と思っておられる方が多いと思います。肥満の方が睡眠時無呼吸になりやすいのは当然です。しかし実際には太っていない方でも起こる病気です。

年齢や性別を問わず、誰にも起こりえます。痩せている人、幼児、老人の方、外見ではまったくそう見えないのに睡眠時無呼吸がある方も少なくありません。日本人では約300万人（約2％）が睡眠時無呼吸症候群ともいわれています。思ったより多いと感じられるのではないでしょうか。

睡眠障害はさまざまな原因により分類されますが、外来で圧倒的に多く遭遇するのが閉塞性睡眠時無呼吸障害（ＯＳＡ　オーサ：obstructive sleep apnea disorders）です。肺に行くまでの空気の通り道（上気道）のどこかが狭くなって睡眠時無呼吸を起こします。図（Ｐ73）の場所が閉塞を起こす場所です。肥満の方は首の回りの脂肪が多く、上気道は狭くなりやすくなります。あごが後退していたり、あごが小さかったり、口の大きさに比べて舌が相対的に大きいことも原因となります。扁桃肥大（口蓋扁桃、アデノイド）も有名です。そして、これから詳しく述べていくアレルギー性鼻炎、鼻中隔弯曲症、慢性副鼻腔炎といった「鼻詰まり」を起こす病気が大きく関わってきます。

睡眠中に無呼吸を繰り返すと長時間眠っても熟睡感が得られず、睡眠不足を感じるようになります。脳も体もリラックスできず、休んでいない状態が続くわけですね。

睡眠が分断されることから慢性の睡眠不足状態になり、日中に眠気を覚えるようになります。

いびき、夜間の頻尿、起床時の頭痛、日中の激しい眠気、疲労感、倦怠感、意欲の低下、集中力の低下、記憶力の低下、怒りっぽさ……。

慢性的な睡眠不足状態が続くと、こうしたさまざまな不調があらわれてきます。

ビジネスの重要な会議の場や、打ち合わせの最中でも突然、眠り込んでしまいます。学生ならば大事なテスト中に寝てしまったり……場所と時間を問わず眠り込んでしまうのです。仕事にも、勉強にも、いろいろと支障をきたすことになります。さらには先程述べたような重大な居眠り運転事故や労働災害の原因にもなってしまうわけですね。

肥満はＯＳＡの代表的な原因ですが、実は逆もまたしかりです。睡眠障害は糖代謝異常、安静時代謝量の抑制、運動不足などを引き起こし、肥満を助長するのです。更に睡眠障害は食欲抑制ホルモンを減少させ、食欲を亢進することがわかっています。「肥満→ＯＳＡ→肥満」という完全な悪循環です。睡眠障害・睡眠時無呼吸自体が肥満の原因にもなりえるのです。

閉塞性睡眠時無呼吸障害の起こる場所

正常の状態

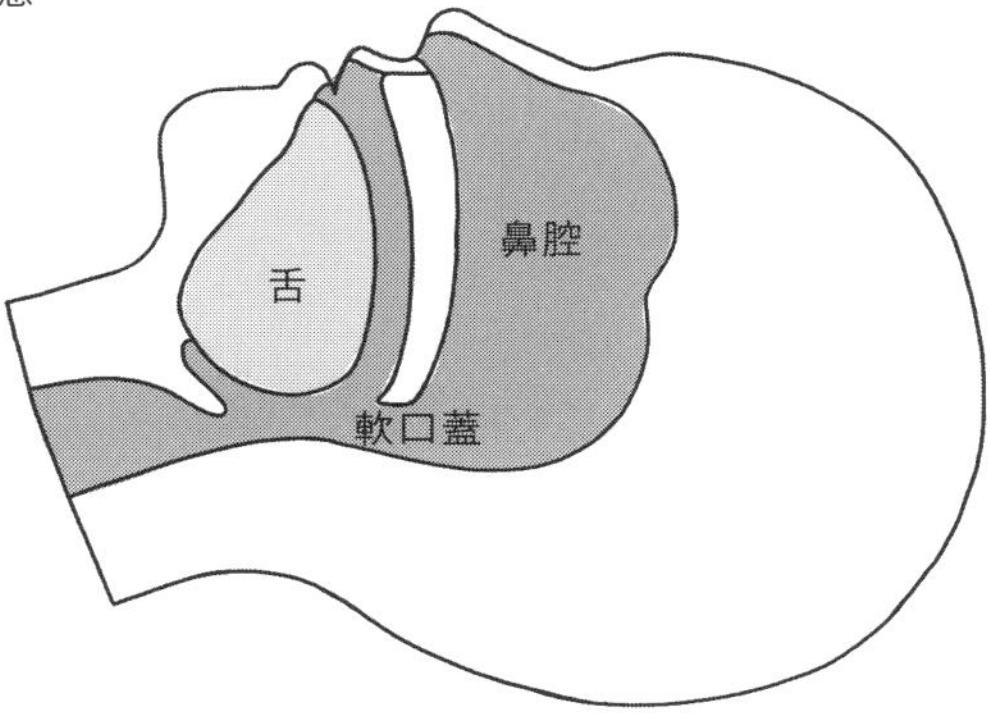

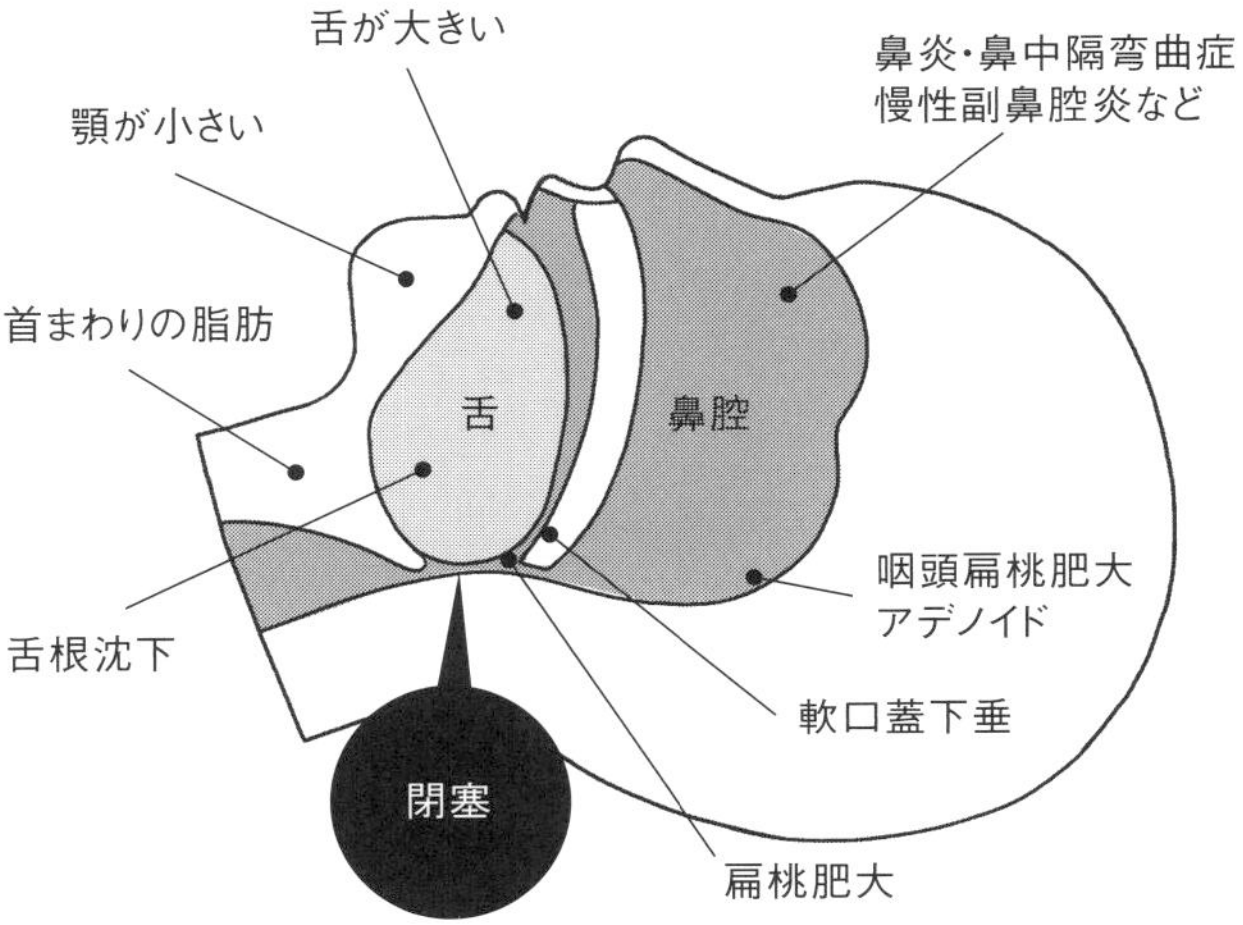

睡眠時無呼吸症候群は、生活習慣病のリスクを高める

睡眠時無呼吸症候群は、単に呼吸が止まるだけの病気ではありません。多くの生活習慣病と関連性があるのです。生活習慣病とは、すなわち、高血圧、糖尿病、高脂血症、脳血管疾患や心筋梗塞などの心血管疾患の病気等です。人生の質を著しく低下させ、寿命を縮めてしまう生活習慣病の原因になるのが、睡眠時無呼吸症候群なのです。

睡眠時無呼吸では高血圧、脳卒中、心筋梗塞などを引き起こす危険性が約3～4倍高くなり、重症例では心血管系疾患発症の危険性が約5倍にもなります。しかし治療によって、健常人と同等まで死亡率が低下することが明らかになっています。

これらの病気は以前「成人病」といわれていました、しかし決して成人だけの問題ではなく、幼い頃からの生活習慣が問題とわかってきたのです。睡眠時無呼吸症候群は、寝ている間にじわじわと体を蝕んでいく怖い病気です。

鼻詰まりによる「口呼吸」は本来の呼吸ではなく、「睡眠障害」を引き起こし、「睡眠時

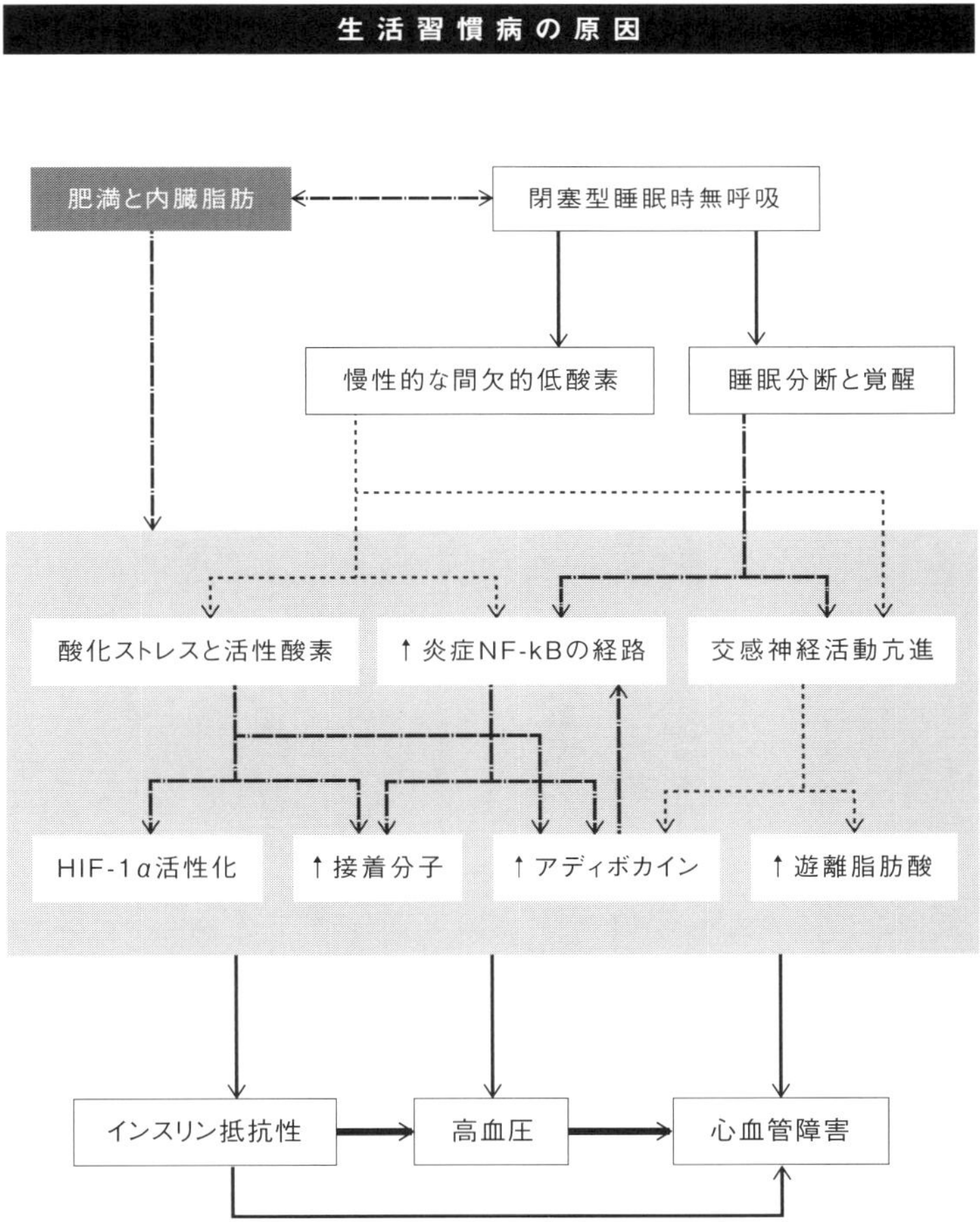

閉塞型無呼吸と肥満が様々な系を活性化して
インスリン抵抗性、高血圧、心血管障害を誘導している

無呼吸症候群」と大きく関わっていることを理解していただきたいと思います。

睡眠時無呼吸症候群は、なぜ心臓病のリスクを高めるのか？

通常であれば睡眠中は自律神経系の副交感神経が優位になります。血管がゆるみ、心拍は遅く、体温や代謝は低下し、リラックスした状態になります。

睡眠時無呼吸になると睡眠の質が悪いため、副交感神経が優位にならず交感神経が緊張し、常に血圧の高い状態になります。また、酸素が十分に取り込めず、血液中の酸素が不足（低酸素血症）します。脳への酸素を補給するため心拍数も上がります。このように、脳も体も常に活動した状態となり、体には大きな負担となってくるのです。

この状態は酸化ストレスも増加させます。「活性酸素」「酸化ストレス」という言葉を知っている方も多いと思います。「活性酸素」は体を守る免疫などに大事な役割があります。しかし、多すぎると「酸化ストレス」が増加し、さまざまな病気の原因になることが知られています。通常では人間の持つ「抗酸化作用」により問題にはならないのですが、睡眠時無呼吸の方はこのバランスが崩れ、酸化ストレスが増加してしまうのです。酸化ストレス増加によって引き起こされる代表的な病気は動脈硬化です。このような状態が何年も続く結果、脳卒中や心臓病のリスクがどんどん高くなってしまうのです。

睡眠時無呼吸症候群は、本来、体を休めるはずの睡眠中に病気が進行する怖い病気です。脳や体に大きな影響を及ぼすばかりか、突然死することさえあるのです。その怖さを知っていただきたいと思います。

睡眠時無呼吸症候群のセルフチェックと検査診断

睡眠時無呼吸症候群をセルフチェックする簡単なテストがあります（ＪＥＳＳ：Japanese version of the Epworth Sleepiness Scale）。合計点数が11点以上で、睡眠時無呼吸症候群の疑いが強いと判断されます。ぜひチェックしてみてください。当てはまる方は医療機関で無呼吸検査、そして耳鼻咽喉科で上気道が閉塞する原因がないか調べられることをおすすめします。

睡眠時無呼吸症候群をセルフチェック

No	状況	決して眠くならない	まれに眠くなることがある	時々眠くなる	眠たくなることが多い
1	座って読書をしているとき	0	1	2	3
2	テレビをみているとき	0	1	2	3
3	人がたくさんいる場所で座って何もしていないとき（会議中や映画をみているときなど）	0	1	2	3
4	車に乗せてもらっているとき（1時間くらい）	0	1	2	3
5	午後、横になって休憩しているとき	0	1	2	3
6	座って誰かと話しているとき	0	1	2	3
7	昼食後静かに座っているとき	0	1	2	3
8	運転中、渋滞や信号待ちで止まっているとき	0	1	2	3

Epworth Sleepiness Scale（ESS）
合計点数が11点以上で睡眠時無呼吸症候群の疑いが強いと考えられます。

睡眠時無呼吸の診断は、ポリグラフ検査（Polysomnography: ＰＳＧ）によって行います。「10秒以上の無呼吸・低呼吸」の１時間当たりの平均の数（無呼吸低呼吸指数：ＡＨＩ）から判断します。ＡＨＩが５以下であれば正常。ＡＨＩが５以上で症状を伴う際に睡眠時無呼吸症候群と診断されます。ＡＨＩ５〜15が軽症、15〜30が中等症、30以上が重症です。

この検査には簡易検査と精密検査があります。

○簡易検査（簡易ポリグラフ検査）：自宅で簡単に行えます。簡易検査でＡＨＩが40以上であれば保険適用でＣＰＡＰ（後述）を開始します。

○精密検査（終夜睡眠ポリグラフ検査）：病院で１泊入院が必要です。脳波、筋電図、眼球の動きなども測定するため検査の精度が高く、正確なデータを取ることができます。精密検査で20以上であれば保険適用でＣＰＡＰを開始します。なおＣＰＡＰ（シーパップ）とは、睡眠時無呼吸症候群の治療法のことです。次項で詳しく説明します。

我々、耳鼻科医にはそれに加え、鼻・のどの形態を観察するという大切な役割もありま

睡眠時無呼吸の診断の流れ

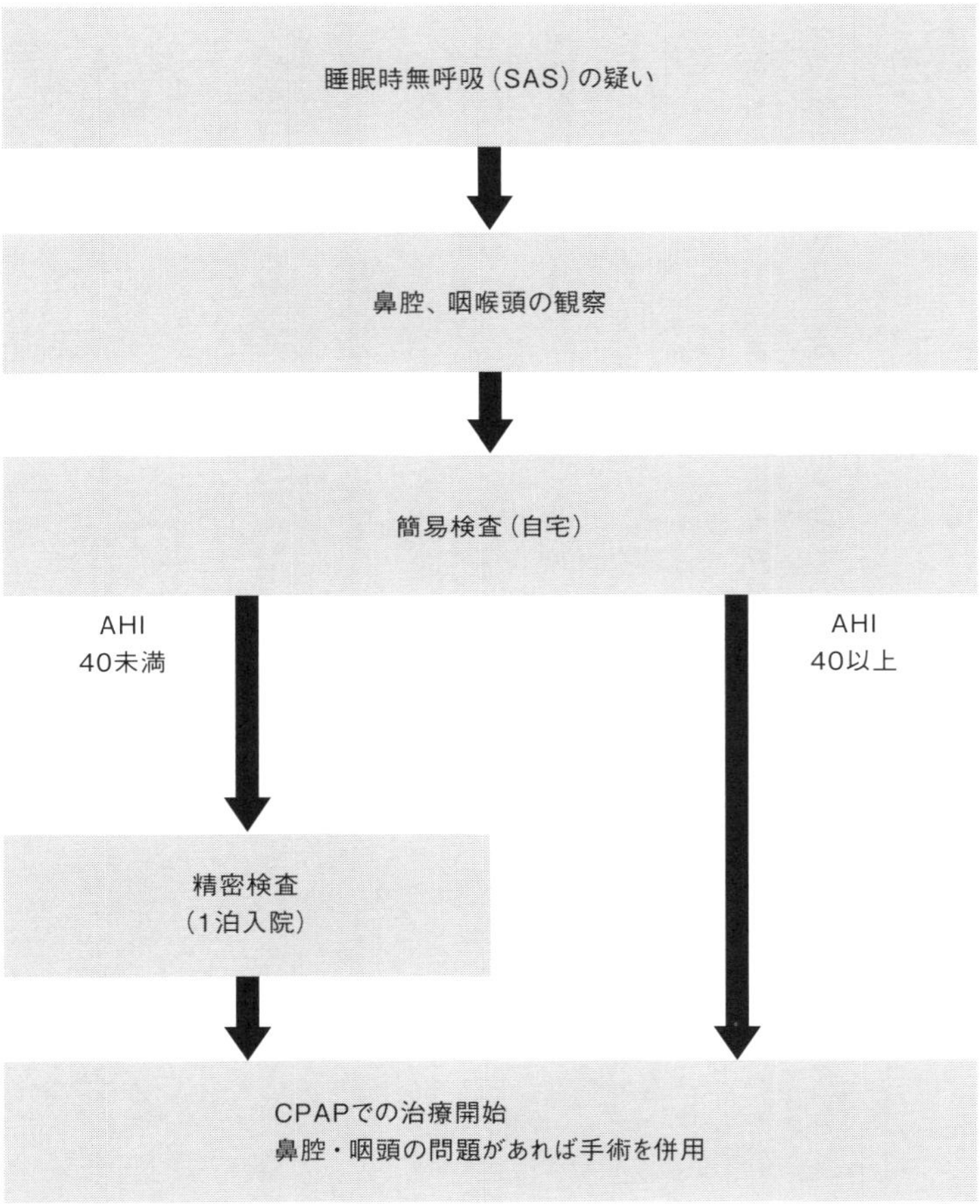

注：AHI（Apnea Hypopnea Index）：無呼吸指数
睡眠1時間あたりの「無呼吸」と「低呼吸」の合計回数

す。耳鼻科以外で睡眠時無呼吸と診断された場合、重要な呼吸路の観察が抜けていることが多いのが現状です。そのような方は、是非耳鼻科を受診してください。

睡眠時無呼吸症候群の治療──シーパップと手術

シーパップ（ＣＰＡＰ，nasal continuous positive airway pressure：経鼻持続陽圧呼吸）という治療を聞いたことがある方も多いと思います。この機械は睡眠中に鼻から空気を送り込んで、上気道を常に陽圧に保ち「閉塞」を防いでくれます。機械の性能も上がり、装着により無呼吸は顕著に改善されます。それゆえＯＳＡと診断された場合、ＣＰＡＰを装着するケースは多くなってきています。内科でも幅広く用いられていますが、驚くほど「耳鼻科の診察」が抜けていると感じています。

これまでの話で、ＯＳＡは鼻・のどの病気が深くかかわっていることをお伝えしました。鼻詰まりが睡眠障害と関連していることは感覚的におわかりいただけると思います。鼻の中にパンパンに何かを詰めて寝ろといわれても寝にくいに決まっていますよね。実際に人

睡眠時無呼吸症候群の治療——シーパップ法

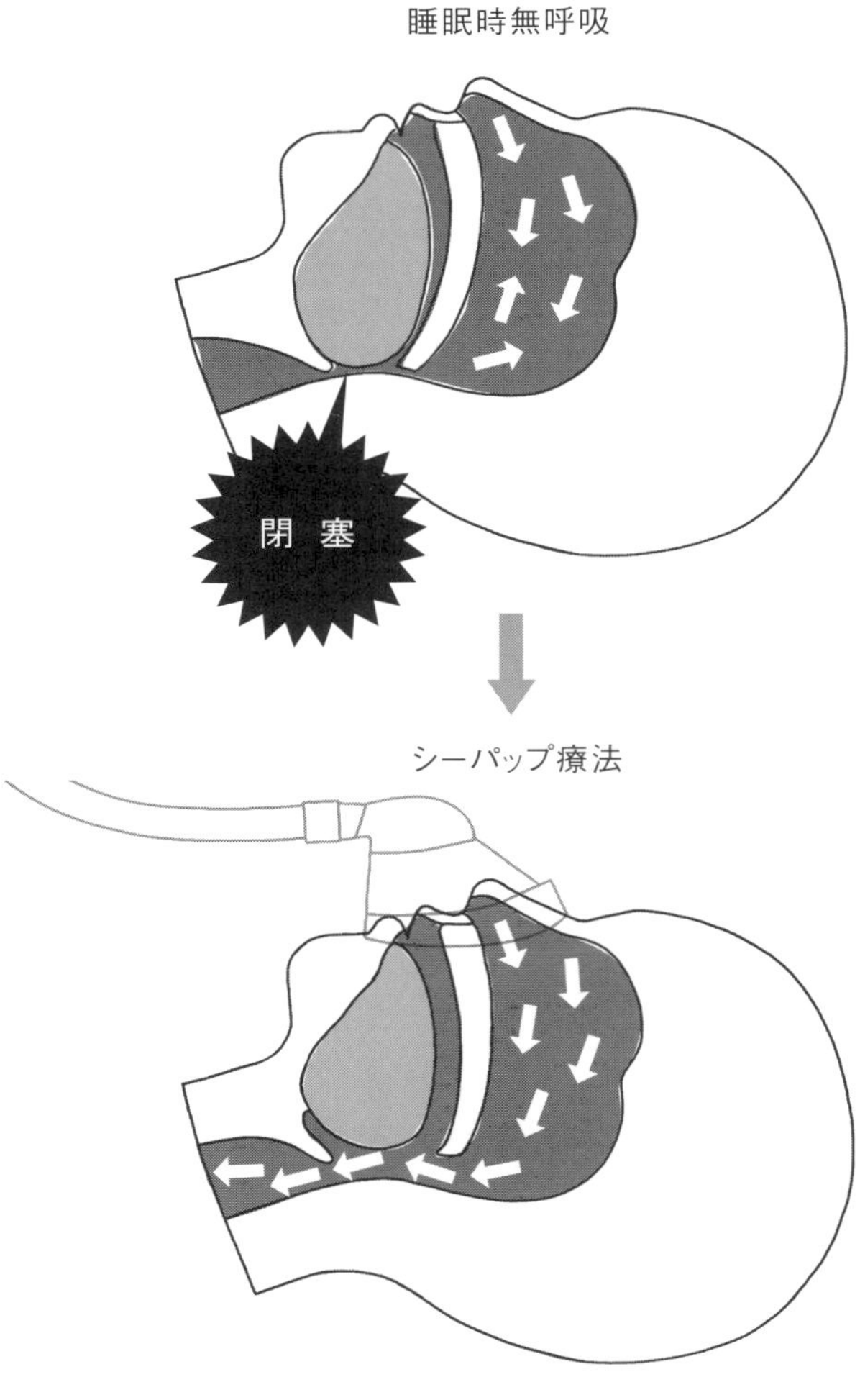

工的に鼻詰まりを起こしたら、睡眠障害や睡眠時無呼吸になったという学術的な報告もあります。ＣＰＡＰは鼻腔を通じて空気が送られますので、そもそも鼻が詰まっていると治療自体がうまくいきません。鼻詰まりはＯＳＡを悪化させるばかりか、その治療自体も妨げてしまうのです。鼻腔や咽頭の形の問題は手術以外に治す手段はありません。ただ、手術をしたらＯＳＡが魔法のように治るという単純な話ではありません。ＯＳＡ治療の中心はやはりＣＰＡＰです。よって、ＯＳＡの方に手術する理由は次の２つに要約されます。

1　気道閉塞を改善し無呼吸自体を改善する。
2　ＣＰＡＰの効率を良くし治療効果を上げる。

この理由により、ＯＳＡの患者さんの耳鼻咽喉科の診察は必須だし、診察の結果、鼻やのどの病気や形態の問題がある場合は積極的に治療・手術をすべきです。これから第４章～第６章でアレルギー性鼻炎、鼻腔形態、副鼻腔炎を詳しく解説していきます。睡眠障害・睡眠時無呼吸の方がこれらの鼻・副鼻腔の病気の治療・手術をより一層積極的にした方がよい理由をおわかりいただけたのではないでしょうか。もちろん減量はお忘れなく。

しつこい鼻水、水バナ、黄バナ

ここまで睡眠障害・睡眠時無呼吸症候群との関連で、鼻閉を中心にお話ししてきました。次にもう一つの不快な症状「鼻水」についてお話ししましょう。

そもそも鼻汁は正常でも存在します。正常の鼻粘膜は、そもそも「鼻汁」でおおわれており、カラカラに乾いた鼻は逆に病的といえます。鼻粘膜の中には、粘液腺、漿液腺、杯細胞とが存在し、微量の粘液を常に分泌し「鼻液」を作っています。この「鼻液」と、「涙」や「鼻から吐く息から出た水」が混じり合って「鼻汁」になります。

鼻粘膜には、眼には見えない「線毛」という毛があります（P59）。鼻汁が出っぱなしだと困りますよね。「鼻汁」はこの線毛がピコピコ動いて、鼻の中で前から後ろへと運ばれます。最終的にのどを通過して、食道、胃に運ばれていくのです。

これらは、あくまで教科書的な話で、実際の診察の場面で「鼻液」や「線毛」を意識することはありません。そもそも正常の状態で、この「鼻汁」を感じるものではありません。

しかしながら、鼻汁の量が増えて「自覚」するようになると病的となり、「鼻漏《びろう》」といわれる状態になります。

・水様性鼻漏（いわゆる水っぱな）

アレルギー性鼻炎、いわゆるカゼや初期の副鼻腔炎等、軽い炎症でも出てくる鼻水です。ごく稀に鼻性髄液漏というものがあります。鼻の天井の骨が一部欠損して、脳脊髄液が落ちてきているという怖い状態です。

・粘・膿性鼻漏（ネバネバの鼻水、ドロドロの黄色い鼻水）

基本的には細菌性の感染。急性・慢性副鼻腔炎（蓄膿症）は代表的な病気です。

・血性鼻漏（血混じりの鼻漏）

鼻血とはいかないが、鼻水に血がまじって出てくる状態。結局出血している原因があるわけで、一番多いのが「傷」。つまり軽い鼻血。他、癌などの悪性腫瘍に注意する必要があります。

慢性的な鼻水があれば鼻の病気とわかりやすいですね。しかし鼻の前に流れず、後ろに流れる「後鼻漏」という状態は時に病気をわかりにくくします。代表的なところでいうと、慢性的な咳、痰がたまる、といった症状です。詳しく検査をしてみると副鼻腔炎などの病気があり、根治できることも少なくありません。

この章のまとめ

ここまで、鼻についていろいろお話ししてきました。

・鼻の役割（呼吸路、嗅覚、音声）
・鼻の一番大切な働きは呼吸器としての働き
・鼻呼吸ができなくなると、口呼吸になる
・口呼吸は生活の彩り（におい）を奪うばかりか、睡眠障害等の病気の原因となる
・口呼吸・閉塞性睡眠時無呼吸は生活習慣病のリスクを高める危険な病気である

それぞれおわかりいただけたと思います。

鼻の機能を取りもどし、健康リスクを下げるためにも、口呼吸を止め、鼻呼吸にもどる必要があります。鼻詰まりの解消は、口呼吸から鼻呼吸にもどる最短の方法です。

さて、感染症、アレルギー性鼻炎、鼻腔形態、鼻茸、副鼻腔炎等々。実にさまざまなものが原因となり、また同時に起こるのが鼻・副鼻腔の病気の特徴です。だから治療がややこしいし、病気の理解を妨げていると思います。第1章でも述べましたが、慢性的に鼻の症状で悩んでいる患者さんに対して、私は大まかに次の三つに分けて考えて、治療に当たることが多いです。

1　アレルギー性鼻炎
2　鼻腔形態
3　副鼻腔炎

同じく第1章に述べた、電子スコープ、CT、採血を代表とする検査をすると、一体どこが悪いのか明らかになります。一見わかりにくかった鼻・副鼻腔の病気も、一つひとつ見れば大変シンプルであることが大半です。原因がわかれば治療方針が決まります。

次の章からは、この三つに分けて病気を整理していきましょう。

第4章

アレルギー性鼻炎

――お薬だけではない！ 一歩進んだ治療のススメ

アレルギー性鼻炎とは？

第1章で、病気を「診断」することの重要性をお伝えしました。診断なき治療は、大海原で行くあてもなく船を漕いでいるようなものです。アレルギー性鼻炎の検査方法は採血がよいです。原因物質（アレルゲン）・重症度がはっきりわかります。その結果「どの時期」に「どの程度」のお薬を出すのかの指標になります。

診察をしていてアレルギーの検査をされていない患者さんのなんと多いことか……と思います。何年もの間スギ・ヒノキの花粉症と思っていた患者さんが、採血をしてみたら「花粉症ではない！」という衝撃の結果。カゼと思っていたら、重症のアレルギー性鼻炎だった……実にいろいろなケースがあります。当院でアレルギー性鼻炎の治療をする際には、まず抗原を明らかにするようにしています。基本的に全員、採血結果を元に治療をします。アレルギー検査をしたことのある方は、新しい医院に行かれる際は持参していただいたほうがよいですね。古い検査でなければ参考になります。

季節性であればスギ・ヒノキ・イネ科・キク科等が代表的な原因物質になります。通年性（一年を通じて反応する）の代表的な抗原はダニ、ハウスダスト、真菌（カビ）です。

アレルギー性鼻炎の療法は、薬物療法、免疫療法、手術療法に分類されます。お薬一つで全てのアレルギーから完全にサヨウナラできればよいのですが、残念ながら現代の医学ではまだそういうお薬は開発されていません。

そもそもアレルギーとは何でしょうか？

我々人間は、常に細菌やウイルスといった病原体と戦っています。病原体の侵入を防ぐ防御反応が「免疫」です。体を守ろうとする免疫反応が過剰になり、大量の鼻汁、鼻詰まり、くしゃみといった不快な症状が出てしまうのが、アレルギー性鼻炎の正体です。

「免疫」は次の二つに分類されます

獲得免疫――生体の反応により、生後に誘導された防御反応

自然免疫――生まれつき備わった防御反応

獲得免疫は例えば「おたふく風邪」が挙げられます。ムンプスウイルスという「抗原」に対して、獲得免疫の力で、ムンプスウイルスに対する「抗体」が作られます。終生免疫といわれ一度かかると基本的にはかからないといわれています。おたふく風邪のワクチンは病原性をなくした「抗原」を投与し、いうなれば体を騙して「抗体」を獲得するわけです。うまく定着してくれれば、「終生免疫」を獲得できるわけです。

インフルエンザワクチンも同様です。次のシーズンで流行が予測されるインフルエンザの病原性のない「抗原」を注射して、「抗体」を作るということです。同じ獲得免疫といっても、免疫力が維持される期間に随分差がありますね。おたふく風邪は終生免疫ですが、インフルエンザワクチンはせいぜい数か月しか効き目がありません。このように病原体の種類により得られる獲得免疫にも違いがあるのです。

おたふく風邪やインフルエンザワクチンの獲得免疫は接種してすぐには定着しませんよね。それでは、日々細菌やウイルスにさられている人間は生き残っていけません。そこに「自然免疫」が威力を発揮します。自然免疫は、数日かかる獲得免疫と違い大変早い反応で、その場その場で反応しています。細菌やウイルスのみならず、がん細胞などとも最前線で日々戦っている免疫反応といえます。

さて、「抗原」「抗体」という言葉が出てきましたので、少し掘り下げましょう。

例えばスギの花粉症であれば、スギという「抗原」に対して「抗体」が作られる獲得反応です。抗体は「免疫グロブリン（immunoglobulin）」略してＩｇともいわれ、そのうちＩｇＥ（Immunoglobulin E）がアレルギー性鼻炎に大きく関わります。もし、手元に病院でやったアレルギー検査の結果をお持ちの方がおられたら見ていただきたいです。「特異的ＩｇＥ」「非特異的ＩｇＥ（もしくは総ＩｇＥ）」といった項目のある検査用紙が多いのではないでしょうか。「特異的ＩｇＥ」は、例えばスギという特異的な「抗原」に対する「抗体」をどれだけ持っているかを表しているわけです。

「非特異的ＩｇＥ（もしくは総ＩｇＥ）」は、「抗原」を限定せず血の中にある全ての「抗体」を測定しています。つまりどの程度のアレルギー体質なのか、と見る検査ともいえます。

アレルギー性鼻炎の発症する原因は、獲得免疫によるものと考えられてきました。アレルギーの原因物質にさらされると、アレルギーを発症しやすくなるということです。しかし近年、獲得免疫だけでなく自然免疫も関与しているということがわかってきました。つまり、細菌やウイルスによる感染もアレルギー発症の引き金になっているのです。自然免疫の相手は感染だけではありません。汚染物質などからも自然免疫は体を守ろうとします。近年、黄砂、ＰＭ2.5、ＰＭ0.1等の大気汚染物質が問題となっています。これらも関与してくるので、現代はアレルギー疾患発症のリスクがいたるところにあるのです。

アレルギー性鼻炎は、遺伝的な要素や体質も影響します。たとえば、両親、またはどちらか一方がアレルギー性鼻炎を持っていると、その子供もなりやすい傾向があります。

アレルギー性鼻炎と気管支喘息の関連性
——one airway, one diseaseという考え方

「one airway, one disease（一つの気道、一つの疾患）」という考え方が専門家の中で定着してきています。これは、上気道（鼻・副鼻腔）・下気道（肺）と分けずに、「ひとつながりの気道」として捉え、そこに起きるさまざまな疾患も関連づけながら診ていこうという考え方です。単純につながっているからという意味ではなく、病気として密接に関連しているということです。

アレルギー性鼻炎は気管支喘息との関連が指摘されています。アレルギー性鼻炎を持っ

上気道から下気道を１つの道として考える

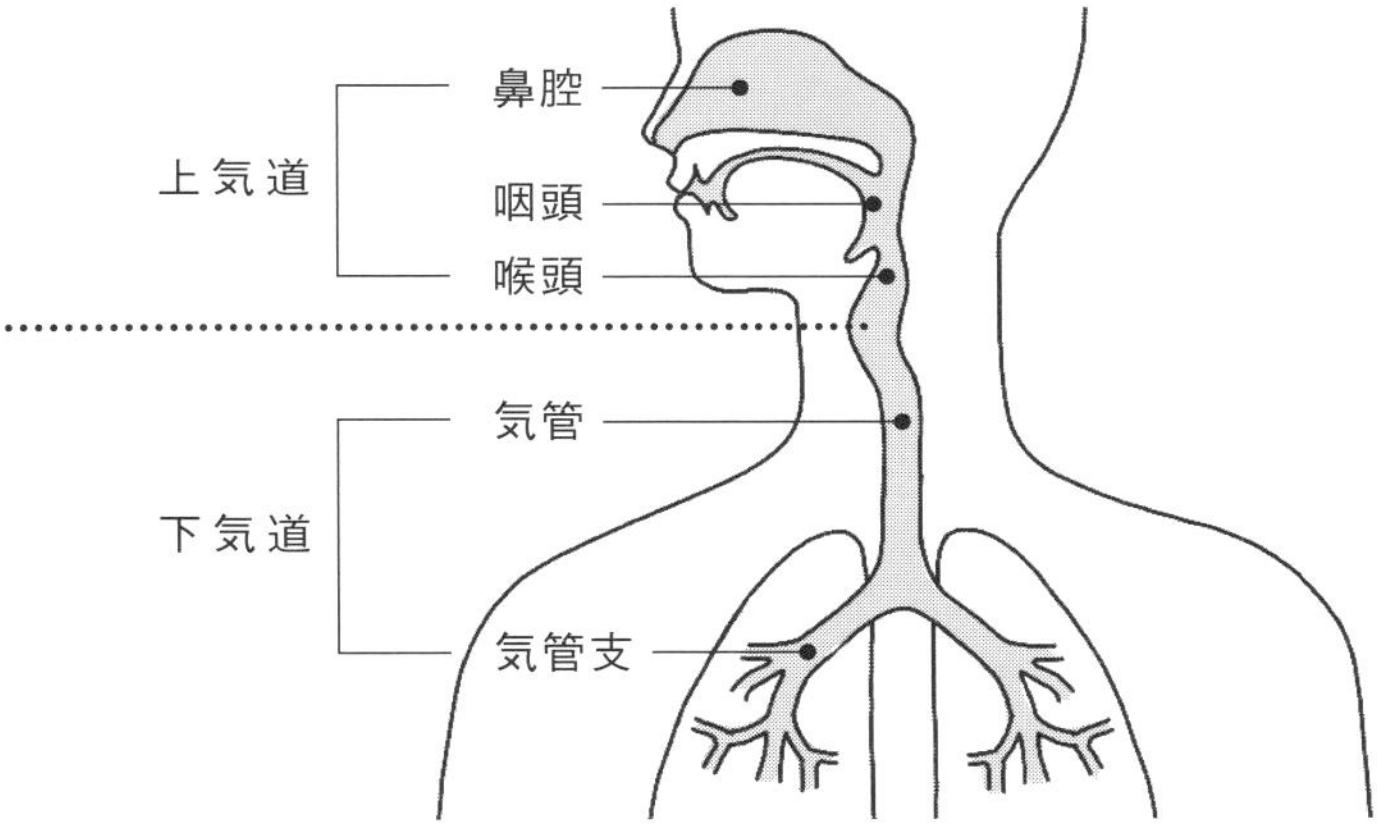

ている人の３割程度が、気管支喘息を合併しているといわれています。逆に気管支喘息を持っている方の７割もの方がアレルギー性鼻炎を持っているといわれています。スギ花粉に対してアレルギー性鼻炎を持っている方が、スギの飛散期に気管支喘息が悪化するといった具合です。

数ある抗原の中でも「ダニ」は大きな問題となっています。一年中アレルギー性鼻炎症状を引き起こすだけではなく、気管支喘息の代表的な要因といわれています。

アレルギー性鼻炎が喘息を起こす原因の一つは、鼻でのアレルギー反応により放出された「化学伝達物質」が喘息発作を引き起こすということ。もう一つは、鼻詰まりによる口呼吸のため、本来鼻呼吸で除塵されるダニ等の抗原が、「直接肺まで到達」するためといわれています。

このように、アレルギー性鼻炎と気管支喘息の両者を考えた治療は大変重要です。なぜなら、気管支喘息は、重症になると息ができなくなってしまうため、命を落とす危険があるからです。

「アレルギー反応を抑えて、鼻詰まりをなくす」ことが重要です。

アレルギー性鼻炎には、季節性と通年性（持続性）がある

アレルギー性鼻炎には、「季節性」と「通年性」の二つがあります。

原因こそ違うものの、どちらも鼻のなかでアレルギー反応が起こるものです。

アレルギーの原因になる物質（「アレルゲン」といいます）が鼻から入ると、鼻の粘膜の細胞（肥満細胞）からヒスタミンなどが放出されます。

ヒスタミンは、粘膜を刺激する物質です。ヒスタミンに粘膜が刺激されると粘液の分泌

が増え、粘膜がむくみます。神経も刺激されてくしゃみ、鼻水、鼻詰まりなどが起こります。

アレルギーを持っている人にも、持っていない人にも、肥満細胞は鼻の粘膜内のいたるところに平均して分布しています。しかし、アレルギー性鼻炎や花粉症にかかった人では、鼻の粘膜の表面にたくさんの肥満細胞が集まっています。そのためアレルギーの原因物質にさらされると、アレルギーを発症しやすくなっています。

季節性アレルギー性鼻炎の代表は、花粉が原因の花粉症

季節性アレルギー性鼻炎の抗原の代表は、スギ・ヒノキ花粉です。

アレルギー性鼻炎と花粉症が違う病気と思っておられる方が結構多いですね。実は花粉症という病名は俗称で正式な医学用語ではありません。花粉症とは、「花粉が原因になっている」アレルギー性疾患ということですね。

抗原となる花粉はスギ・ヒノキだけではありません。

・2～4月……スギ、ヒノキ
・5～6月……松、カモガヤなど
・7～10月……ブタクサ、カナムグラ、ヨモギ、ヒメガマ、トウモロコシ、キクなど

花粉が舞う時期ごとに花粉がアレルゲンとなり、花粉症を起こします。花粉が飛ばなくなると症状がなくなります。

花粉症では、アレルギー性鼻炎以外の症状もあらわれます。

花粉が目に入ると目がかゆくなり、充血してまぶたが腫れるなど結膜炎の症状も出ます。花粉の量が多い日は熱っぽくなったり、だるくなったりなどの全身症状を訴えることもあります。人によっては、ぜんそくやアトピー性皮膚炎をともなうこともあります。

通年性アレルギー性鼻炎は、主にダニが原因

季節性と異なり、通年性アレルギー性鼻炎は季節に関係なく1年中起こります。

原因植物の飛散時期カレンダー

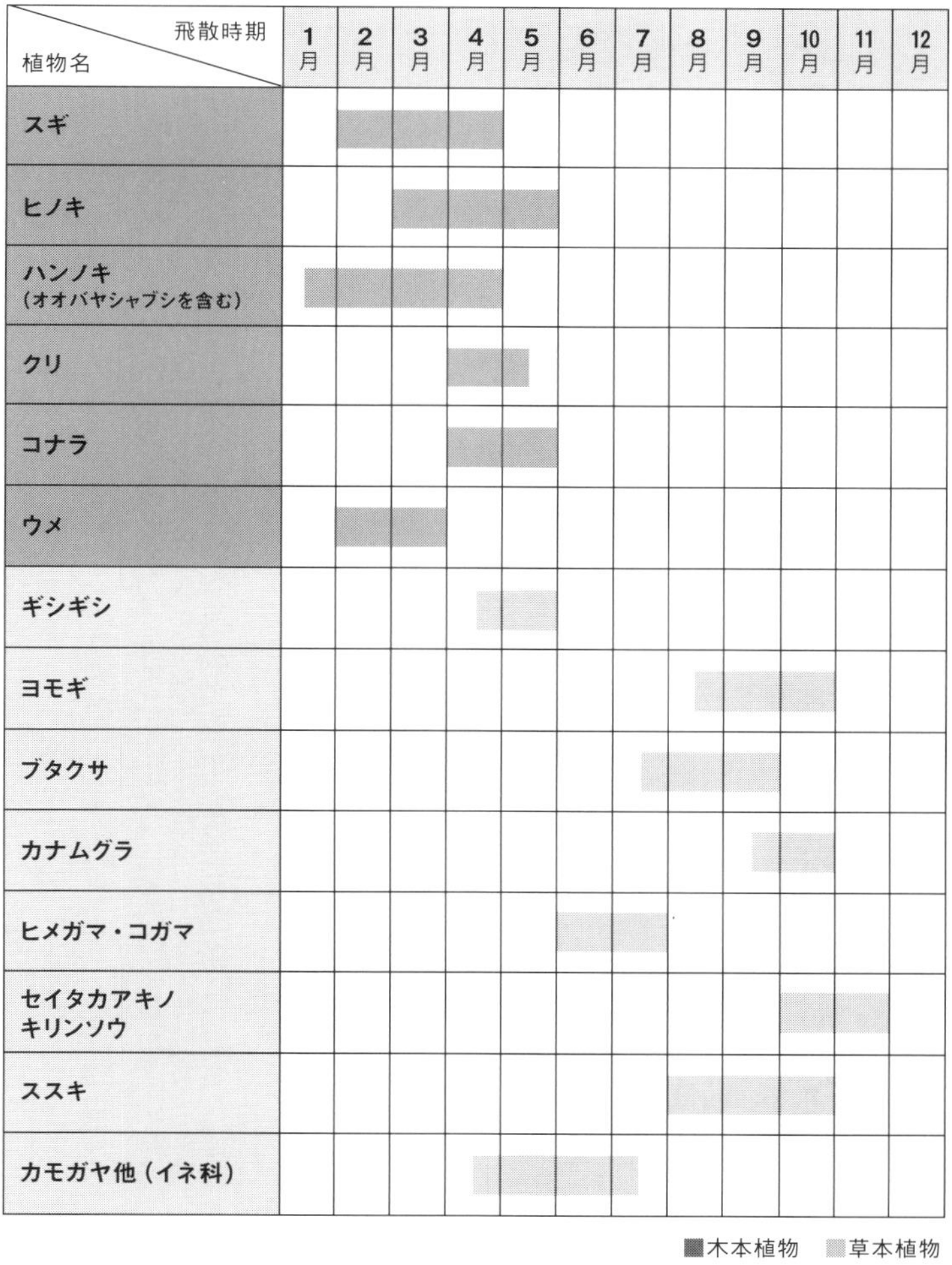
飛散時期
植物名
1月
2月
3月
4月
5月
6月
7月
8月
9月
10月
11月
12月
スギ
ヒノキ
ハンノキ
(オオバヤシャブシを含む)
クリ
コナラ
ウメ
ギシギシ
ヨモギ
ブタクサ
カナムグラ
ヒメガマ・コガマ
セイタカアキノ
キリンソウ
ススキ
カモガヤ他(イネ科)
木本植物
草本植物

その主な原因は、ダニです。他にもカビ類、犬や猫のフケ、ソバがら、材木粉、羊毛、鳥の羽毛さまざまな物が抗原になりえます。アレルギーの採血ではハウスダストも調べることが多いですね。ハウスダストの主体も実は「ダニ」です。ダニのアレルギーを持っている方はかなりの数に及びますが、結局は症状が出るかどうかが治療の分かれ目です。「鼻汁、鼻閉、くしゃみ」といった典型的なアレルギー性鼻炎症状が一年中続くような重症な場合、ずーっと、お薬を服薬し続けなくてはならなくなってしまいます。

One airway, one disease の観点から考えた場合、特に通年性のアレルギーは気管支喘息を発症するリスクが高いため、放置するのはよいとは思えません。そのような重症なケースには後述する後鼻神経切断術などは大変適しています。この手術により内服が必要なくなった方は多数おられます。

アレルギー性鼻炎でなくても、つらい鼻症状が起こる

検査をしてもアレルギーの抗原が見つからないのに「鼻汁、鼻閉、くしゃみ」といった

アレルギー性鼻炎と同じような症状が出る病気があります。「非アレルギー性鼻過敏症」といわれ、実にさまざまな病気・原因があります。代表的なものをあげてみましょう。

・血管運動性鼻炎……鼻の自律神経異常。急激な気温の変化によって症状がでる。
・好酸球増多性鼻炎……鼻内局所の好酸球が増えることで起こる鼻炎。
・老人性鼻漏……お年寄りに多い鼻炎。血管から漏出液が過剰になり鼻汁が多くなる。
・薬剤性鼻炎……血管収縮剤の入った点鼻薬等、お薬によって起こる鼻炎。

市販の点鼻薬を乱用していませんか？ かなり多い薬剤性鼻炎

最近では市販されているＯＴＣ医薬品で「医療用と同量」を歌った製品もあります。診断さえしっかりついて、症状がコントロールできるなら、手軽に買えるそのような薬品もよい選択だと思います。ただし、自分でお薬を購入される際は「血管収縮剤の入った点鼻薬」にはお気をつけください。薬店で売られている点鼻薬には、この「血管収縮剤」が含まれているものが多いのです。この点鼻薬を乱用すると「薬剤性鼻炎」という病気を確実に引き起こします。鼻詰まりを治すための「点鼻薬」によって、逆に鼻詰まりを悪化させてしまっているのです。

鼻に入るとまず下鼻甲介があります（第2章参照）。下鼻甲介は血管が豊富であるとお伝えしました（第3章参照）。血管収縮剤の点鼻によりその血管が収縮し、下鼻甲介が一瞬で縮こまります。このように鼻詰まりに対して即効性がありますが、常用すると、逆に血管が怒張して下鼻甲介が大きく肥大してしまうのです。点鼻薬をしないと鼻が通らなくなってしまうため、長年乱用しておられる方が数多くおられます。数十年使い続けているという方も稀ではありません。このようなケースは、まず「血管収縮剤の点鼻薬をやめる」ことから治療は始まります。長年使っておられる患者さんは、点鼻薬の中止を躊躇される方がほとんどです。しかし適切な治療をして、思ったより楽に点鼻薬をやめることができたという方が大半です。

「血管収縮薬剤の点鼻」が薬剤性鼻炎の原因の多くを占めますが、他にも原因になる薬剤は多数あります。時に原因特定が難しいのが薬剤性鼻炎です。

このように、非アレルギー性鼻過敏症にはいろいろありますが、どのような病気でも、原因を取り除く、適切なお薬を処方する、必要であれば手術をするという治療の原則は変わりません。ただ、実際の診察をしていると原因のよくわからない鼻炎もあり治療に困ることもあります。これから研究が進めば、もっと病気の原因が解明されていくでしょう。

▼アレルギー性鼻炎の薬物療法

アレルギーの原因物質との接触を断つ——。

これが、アレルギー性鼻炎の治療の基本です。そこでマスクやゴーグル、お掃除が大事になってくるのですが、全てがそれでうまくいくわけではありません。やはり何らかの治療が必要な方が多数おられます。

軽いものは誰が治療しても（それこそ素人が治療しても）症状を抑えることはできるわけです。治らない・満足できない患者さんに対して何ができるのかが、プロの腕の見せ所になります。まずアレルギーかどうかの「診断」の重要性は今までも繰り返してきた通りです。薬物療法であれば、お薬の量や組み合わせといった、「匙加減」が大事です。そして、その他の鼻の病気の合併や、手術の必要性といった専門的な話になってくると耳鼻科医の中でも、かなりトレーニングを積んだ医師でないと治療方針の決定は難しくなってきます。アレルギー性鼻炎の治療のゴールは大変シンプルで、患者さんが「満足」することだと考えています。お薬を飲んで「少し改善」程度では意味はなく、「満足」というレベルまで持っていくことがプロの仕事だと思います。

実にさまざまな薬が発売されています。下記に代表的なアレルギーの薬のお薬の特徴を述べてみます。

抗ヒスタミン剤

この飲み薬は治療の中心といえます。皆さんが普通「アレルギーの薬」といわれるのはこの薬です。1日1回服薬タイプ、2回服薬タイプ、色々な薬剤があります。副作用として「眠気」は有名で、この副作用のため服薬を躊躇する方も多いのではないでしょうか。しかし実際には眠気の副作用が少ない「第2世代の抗ヒスタミン剤」が現在の主流で、多くの患者さんで副作用を気にすることなくアレルギーのコントロールが可能になっています。眠気の少ない第2世代の抗ヒスタミン剤の一部も薬局で購入できるようになっており、一般的にも広く使用されています。最近では更に進化した薬剤が登場し、「アレルギーを更に抑制」し、「眠気が更に少ない」といわれています。進化し続けている抗ヒスタミン剤は、まだまだ治療の中心を担うことになりそうです。

抗ロイコトリエン薬

抗ヒスタミン剤と作用が全く異なるアレルギー性鼻炎の飲み薬です。鼻閉を誘発するロイコトリエンという物質を阻害する薬剤です。単独で使用することもありますが、多くは抗ヒスタミン剤と併用して処方します。特に鼻閉の強い方に大変効果があります。眠気は全く出ません。

配合剤

抗ヒスタミン剤と他に鼻症状を軽減する薬を配合した薬剤です。他剤を配合することで抗ヒスタミン剤＋αを狙った薬です。効果は高いですが、配合した薬の副作用が出ることがあります。このような＋αを狙った薬もこれからは増えてくるかもしれません。

漢方薬

一部の漢方薬はアレルギーに効果があります。小青竜湯はその代表です。

点鼻ステロイド剤

点鼻薬というと、皆さんのイメージは「鼻詰まりの薬」と思われる方も多いようです。実は、ステロイド点鼻薬は決して鼻詰まりだけに効果のある薬ではありません。鼻汁、鼻閉、くしゃみ全てに効果があります。更に眼のかゆみを起こすアレルギー性結膜炎にも効果があります。症状のひどい時だけに使うのではなく、症状が無くても毎日使うことがポイントで大きな効果を発揮します。ステロイドと聞くと副作用を心配される方も多いと思います。しかし、この点鼻ステロイド薬は血液に入りにくいため、全身への副作用の心配がない、大変貴重なステロイドです。

最近では1日1回タイプが主流になっており、大変使いやすくなりました。液体状とパウダー状の物があります。私は患者さんによって使い分けています。

内服ステロイド剤

抗ヒスタミン剤、抗ロイコトリエン薬、点鼻ステロイド等で強力に治療しても、鼻炎症状がコントロールできない時、頓服（症状の悪い時に服薬）で使用します。レスキュー的な飲み薬ですので、シーズンを通じて毎日使うような薬ではありません。連用しすぎるとステロイドの副作用の心配が出てきます。

▼体を慣らし根治を目指す免役療法（減感作療法）

舌下免疫療法と皮下免疫療法があります。

両者ともやり方の違いで基本的な治療の原理は変わりません。少しずつアレルゲン（アレルギーの原因物質）を投与し、体をアレルゲンに慣らし、体質改善によりアレルギー症状を和らげたり、根治を目指す治療です。数年にわたり継続して服用します（3〜5年以上が推奨されています）。そのため、定期的な受診が重要です。

舌下免疫療法は字のごとく、舌の下にエキス（スギならスギのエキス）を含み治療を行います。皮下免疫療法は、皮下注射を医療機関で行います。舌下免疫療法は、注射を必要としませんので、自宅での治療が可能です。

この治療では、アレルギーを起こしている物質を体内にいれるので、呼吸困難等の強いショック症状を起こすリスクはどうしてもつきまといます。しかしながら注射をする皮下免疫療法に比べて、舌下免疫療法は比較的安全で、重篤なショック症状は稀といわれています。当院で施行した患者さんでも重篤なショック症状は現在のところ経験していません。当院でも舌下免疫療法を行うことは可能です。スギとダニのアレルゲンが発売されています。（2018年8月現在）。スギ花粉症の場合はスギのエキス、ダニのアレルギー性鼻炎にはダニのエキスを含む治療薬を用います。当然ですが、他のアレルゲンには全く効果はありません。

▼手術によってアレルギー性鼻炎を治療する

さてこの手術療法が、他科では真似のできない耳鼻咽喉科の得意分野です。

「下鼻甲介レーザー焼灼術」と「後鼻神経切断術」がその代表です。「下鼻甲介レーザー焼灼術」は広く浸透しており、多くの耳鼻咽喉科クリニックで受けていただけます。「後鼻神経切断術」はかなり専門的な手術です。一般的なクリニックでは普通は行っていませんが、当院ではもちろん日帰りで行っています。

これらの手術はアレルギー性鼻炎のみならず、一部の非アレルギー性鼻過敏症にも大変有効です。お薬だけで治らない方や、一歩すすんだ治療を考えている方に、是非知っていただきたい治療方法です。

▼下鼻甲介レーザー焼灼術――内視鏡を使い、下鼻甲介粘膜をレーザーで焼く

アレルギー性鼻炎症状を引き起こす最大の場である下鼻甲介粘膜や神経をレーザーで焼き、縮小・変性させてアレルギー反応を抑制する手術です。

鼻科用医療レーザーにはいろいろな種類がありますが、私は炭酸ガスレーザーを使っています。

この炭酸ガスレーザーは粘膜障害が軽く、適度に焼灼できるため、術後のトラブルが大

変少なく、多くの耳鼻咽喉科クリニックで導入されています。

ただ、一口にレーザーで焼くとはいっても、下鼻甲介を焼灼するだけではありません。アレルギーを引き起こす後鼻神経の分布を考慮し、焼灼する場所を熟知している必要があります。内視鏡を用いて丁寧に、ポイントを抑えた焼灼をすることで手術の効果はずいぶん変わります。

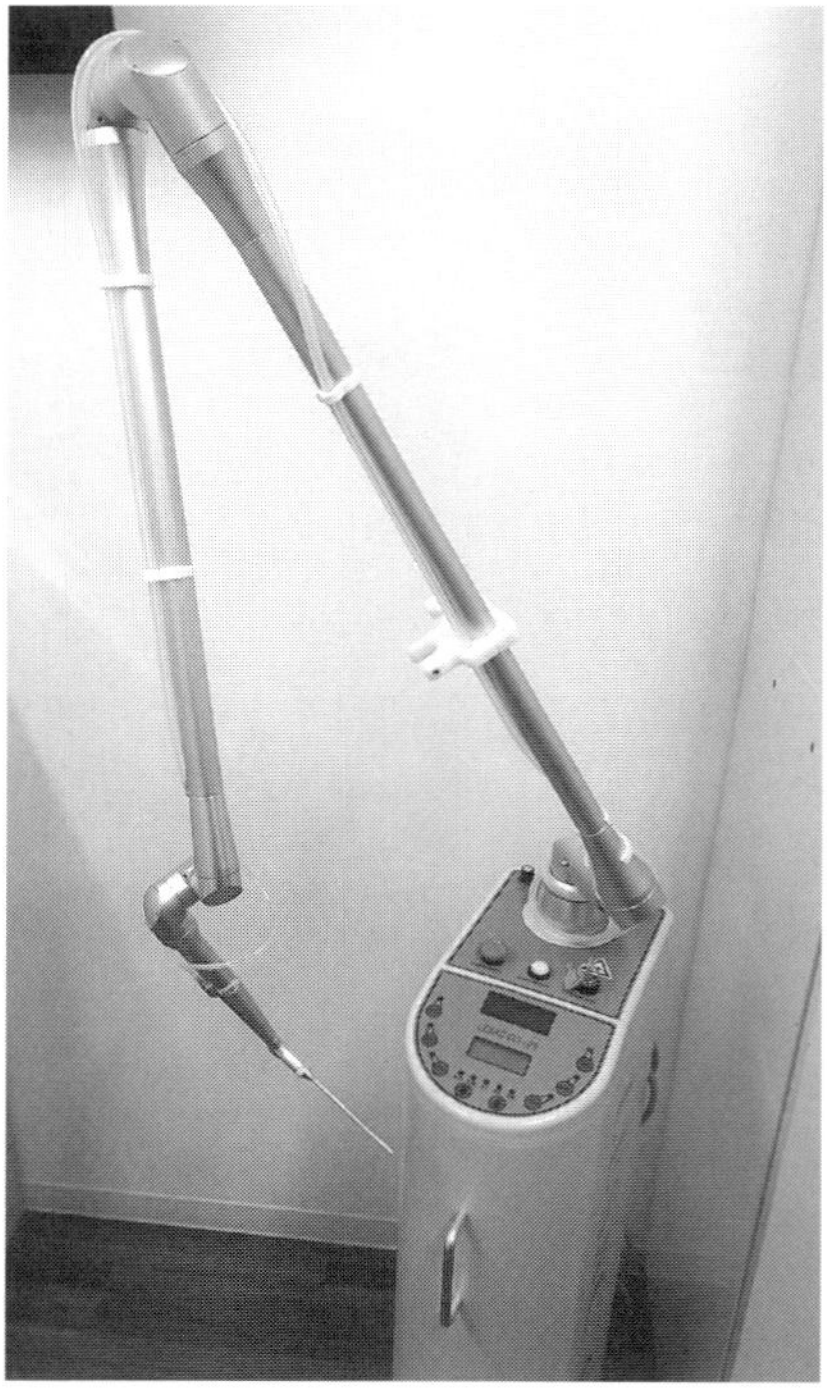

炭酸ガスレーザー

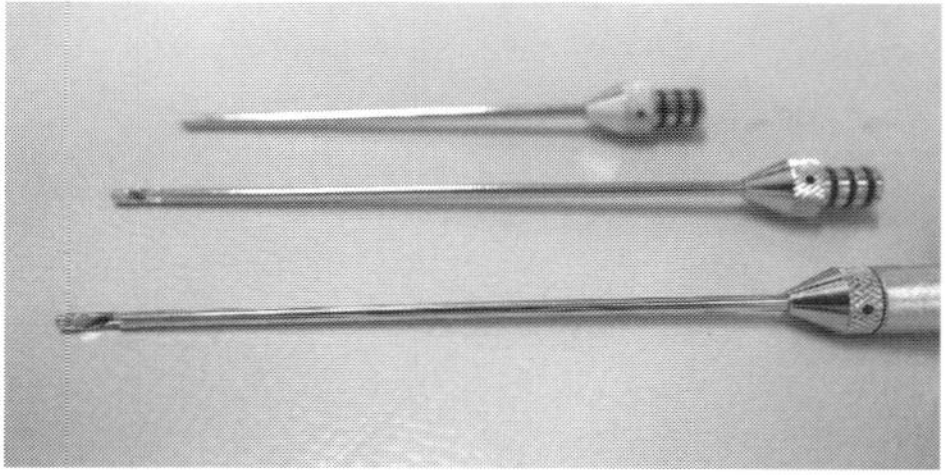

レーザーのプローブ

鼻炎へのレーザー手術

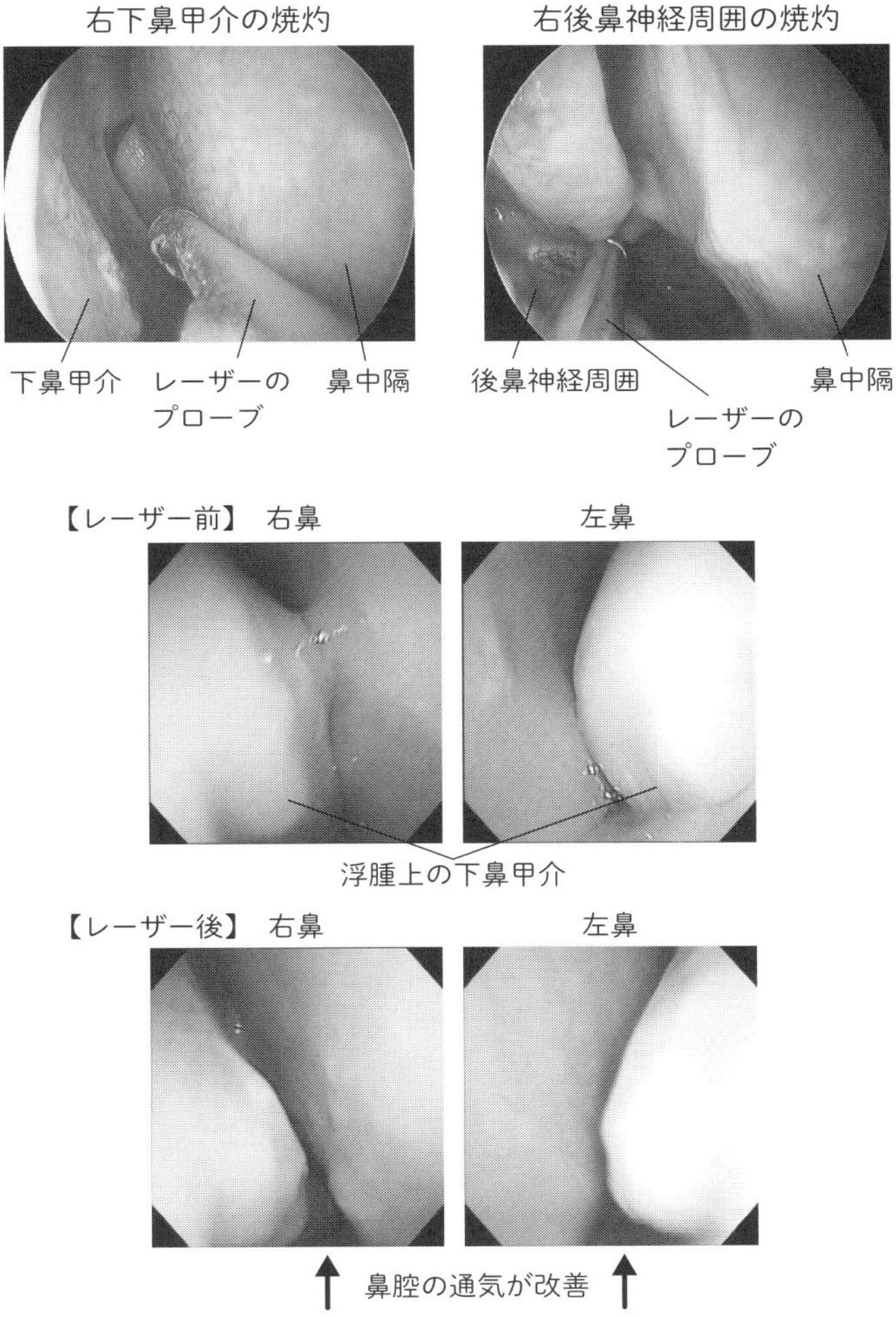
右下鼻甲介の焼灼
右後鼻神経周囲の焼灼
下鼻甲介
レーザーのプローブ
鼻中隔
後鼻神経周囲
レーザーのプローブ
鼻中隔
【レーザー前】　右鼻
左鼻
浮腫上の下鼻甲介
【レーザー後】　右鼻
左鼻
鼻腔の通気が改善

後鼻神経周囲の解剖図

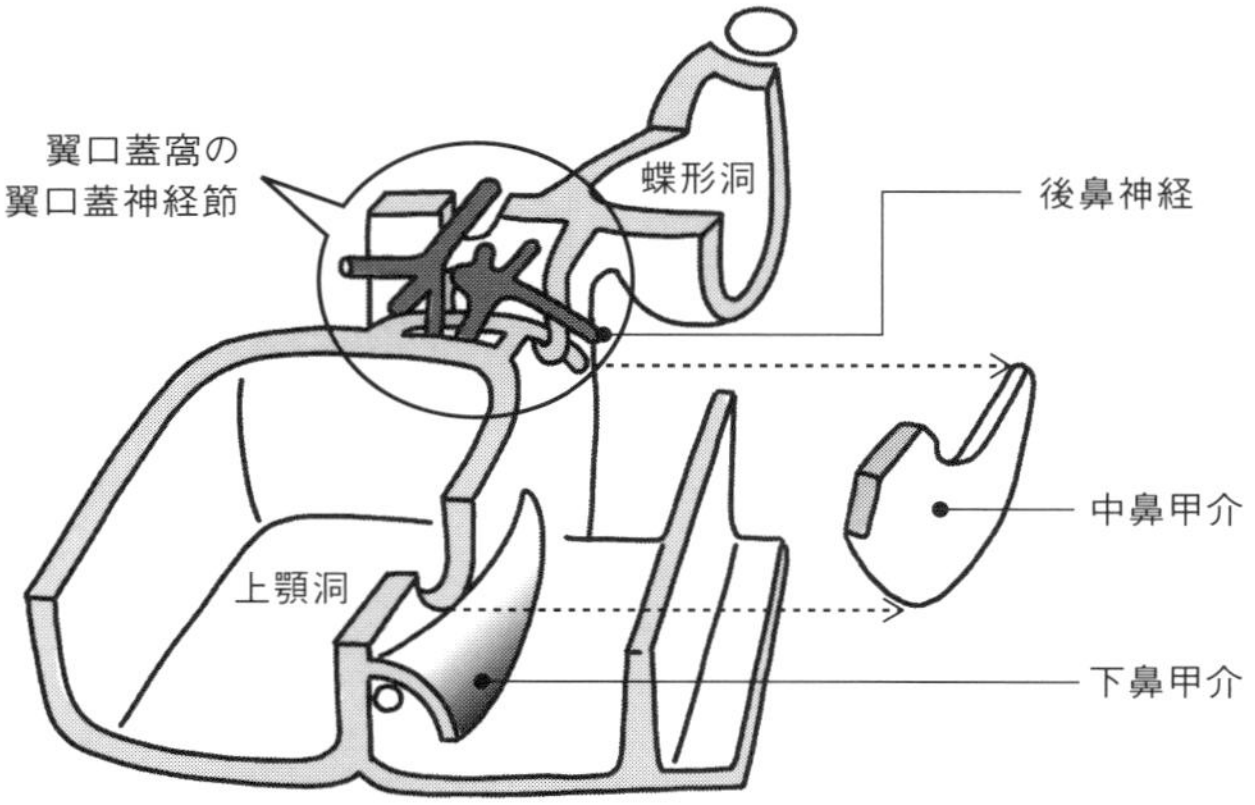

▼後鼻神経切断術——内視鏡を使い、アレルギーの神経を切断する

アレルギー性鼻炎に関与する自律神経を切断する「ビディアン神経切断術」は、1960年代に確立されました。しかし、この手術は、涙腺への神経も同時に切断してしまうため、術後にドライアイになるという大きな問題がありました。そのため、あまり行われなくなっていました。しかし、時はたち内視鏡時代に入り、神経切断をより末端の鼻の中で行うことが可能になりました。これによりドライアイの問題がなく

左後鼻神経切断術
（粘膜下下鼻甲介骨切除術につづいて行う）

①左下鼻甲介骨切除後
（一番奥の部分）

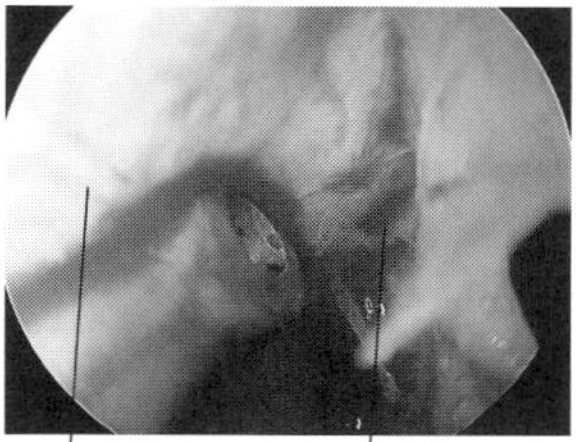

下鼻甲介の内面
左蝶口蓋孔から出た後鼻神経

②後鼻神経を焼灼

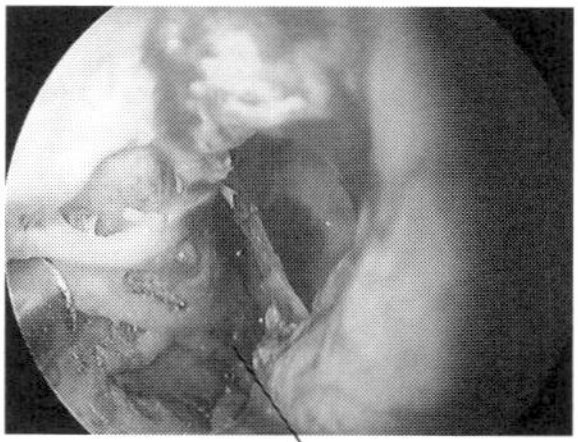

後鼻神経を電気焼灼

③神経を切断

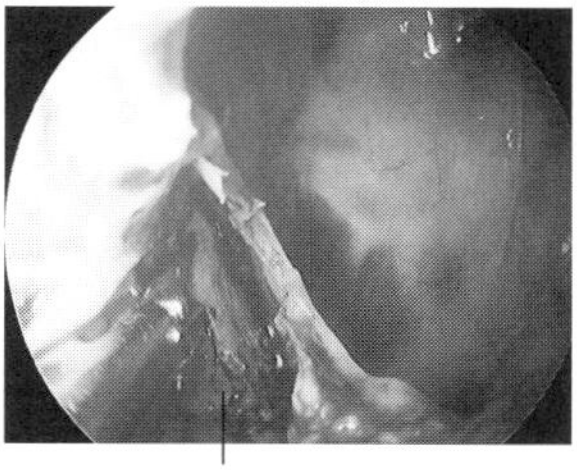

後鼻神経を切断しています。

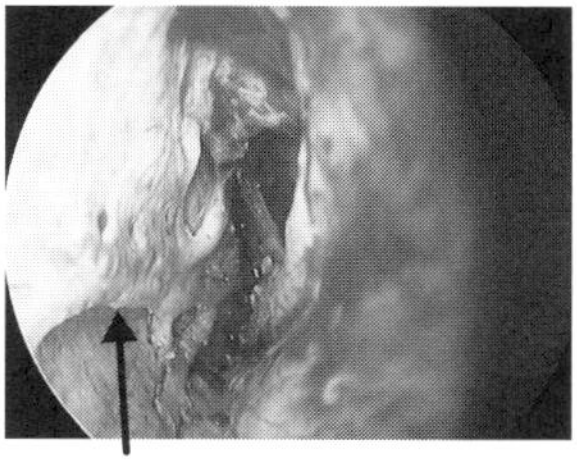

下鼻甲介に分布した後鼻神経

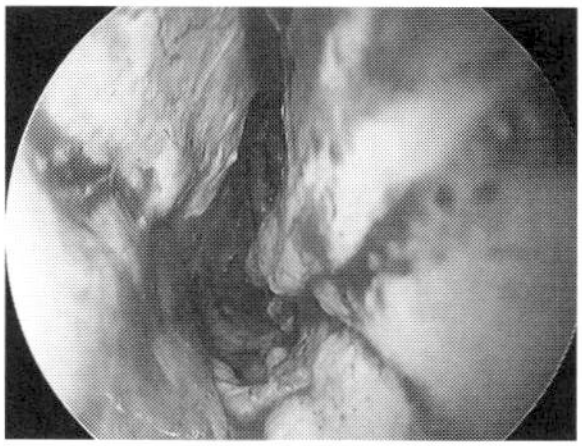

神経を除去

なり、アレルギー性鼻炎に対する手術として広く普及してきました。この手術を後鼻神経切断術（経鼻腔的翼突管神経切断術）と言います。

この手術では、鼻腔のなかに走るアレルギーの神経（後鼻神経）を内視鏡下に切断します。神経を切断するため下鼻甲介レーザー焼灼術と比べても効果が格段に上です。ただ、それだけ技術力が求められますし、設備も必要です。当院では日帰りで行える手術ですが、一般的な診療所では通常は行っていません。やり方は色々あるのですが、私は第5章で述べる下鼻甲介に対する粘膜下下鼻甲介骨切除術に引き続いて行うことが多いです。

第5章

鼻腔形態の問題
――あなたの鼻は曲がっていませんか？

鼻腔の形態──「完全に左右対象」は少数

第2章を復習しましょう。

・鼻中隔
・中鼻甲介
・下鼻甲介

ここでお話しする「鼻の中の形態の問題」はこの三つの構造についてです。

・鼻中隔は鼻を左右に分ける柱ですね。
・中鼻甲介は天井から垂れ下がってきているイメージでよいと思います。
・下鼻甲介は鼻の側面からひさしの様に存在します。

なお鼻腔内の全ての構造は粘膜で覆われています。

これらの構造に問題があり、息を吸う時のルートがふさがれてしまうと、慢性的な鼻詰まり等が起こるわけです。他にもいびき、頭痛、嗅覚障害等さまざまな症状の原因になります。

「鼻腔形態の問題」が症状の原因であるならば、お薬での治療は困難です。問題となっている部位（主に鼻中隔、中鼻甲介、下鼻甲介）を手術で治す必要があります。鼻腔全体のバランスを見て複数の部位を同時に手術することが大半です。逆にいうならば、「手術で治る病気」ともいえます。形態の異常を持っておられる方は実に多いです。「手術をしたら症状が良くなるのでは？」と感じる患者さんを、それこそ毎日のように見ています。

鼻中隔弯曲症——約９割もの方が弯曲している。なぜ曲がるのか？

鼻中隔を構成する軟骨、骨が曲がってしまう病気です。日本人の場合、程度の差こそあれ成人の約90％は弯曲しているともいわれます。ある意味、弯曲している方が普通なのですが、何らかの症状があるならば「鼻中隔弯曲症」という病名がつくわけです。

鼻詰まりなどの症状は、必ずしも弯曲の程度に比例するものではありません。歪みの程度が大きくても自覚症状の少ない場合もあれば、歪みが軽くても自覚症状が強い場合があります。弯曲の程度は、CT等で簡単に診断がつきます。

「先生、鼻中隔が曲がっているのは生まれつきですか？」

よくある質問です。簡単な話ではありませんが、元慈恵医科大学耳鼻咽喉科教授の高橋良先生が膨大な資料を元に、この疑問の真相に迫られています。名著「鼻のしくみと子どもの成長」に詳しく述べられています。

誤解を恐れず一言でまとめてしまうと「ヒトは脳が重たい」ということです。

鼻の中という狭い空間の中で鼻中隔は上下方向に成長していきます。鼻の天井には頭蓋底、底には上顎骨（うわアゴ）があります。さらにヒトは前頭葉が発達しているため、その重さゆえ頭蓋底（鼻の天井）が沈むように若干折れ曲がっています。上下に「つっかえ」があるし、天井はさがってくる。その中を鼻中隔は上下に成長するわけですね。その過程で弯曲してくるということです。

他の哺乳動物、例えば犬の鼻は前後方向に伸びているし、鼻の上に脳はありませんね。だから鼻中隔弯曲症は犬にはほとんどありません。興味深いことに類人猿にはヒトほどではありませんが鼻中隔弯曲症が見られるそうです。ともかく鼻中隔弯曲はヒトに際立って起きるし、問題になるのです。

肥厚性鼻炎――中鼻甲介や下鼻甲介が肥大しているもの

中鼻甲介や下鼻甲介が肥大してしまう（大きくなる）病気です。鼻甲介「粘膜」が肥大している場合と、鼻甲介の「骨」のそのものが大きい場合があります。中鼻甲介では、中鼻甲介蜂巣《ほうそう》と呼ばれる骨で囲まれた空間のできる方もおられます。

見た目の形態の異常はあっても症状を起こさず上手くバランスがとれている鼻であればよいのですが、過剰に大きくなった中鼻甲介や下鼻甲介は鼻中隔弯曲症と合わせて、鼻詰まりの原因になってしまいます。

肥厚性鼻炎は先に述べた鼻中隔弯曲症に伴って発症することも多いです。人間の約90％が鼻中隔弯曲症を持っていると先程書きましたが、例えば、鼻中隔が右側に極度に弯曲している方がいると、凸側の右側だけが詰まるのでは、と思われるのではないでしょうか。実際に多いパターンでは空間ができるはずの左側を埋めるように、中鼻甲介や下鼻甲介が

様々な鼻腔形態異常

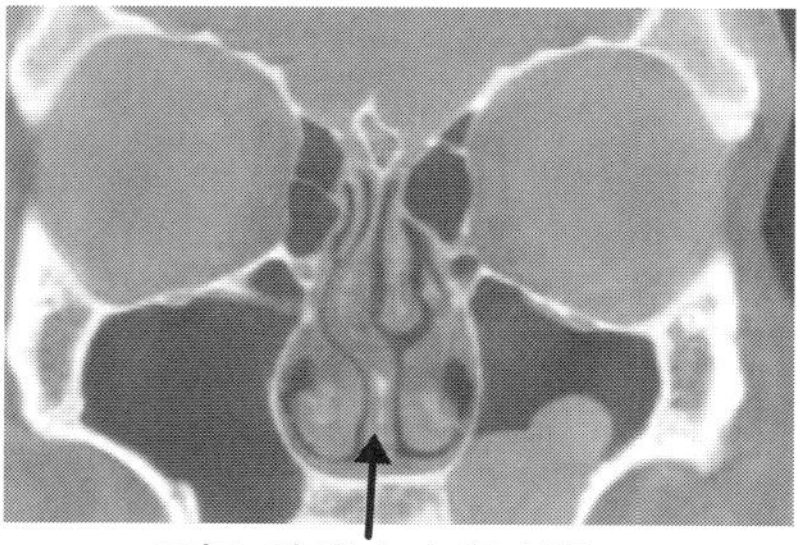

S字に弯曲した鼻中隔

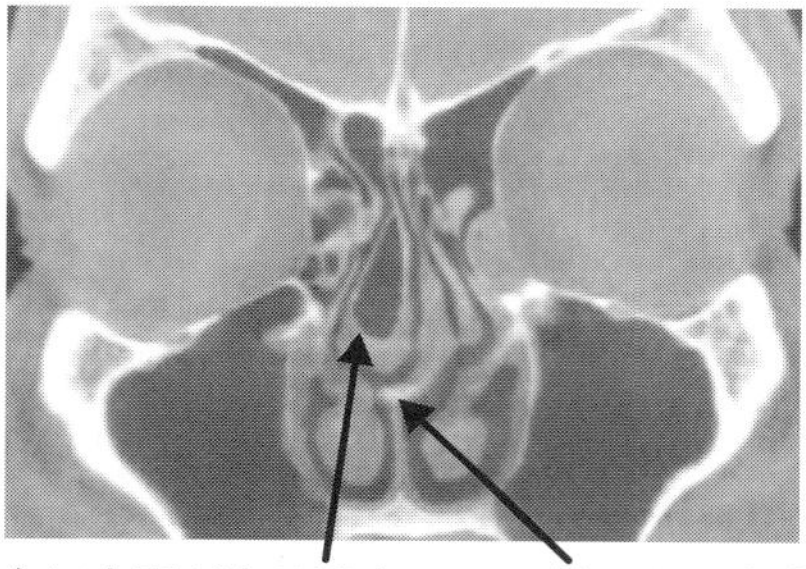

右中鼻甲介に空間があり肥大
（中鼻甲介蜂巣）

棘のある鼻中隔弯曲症

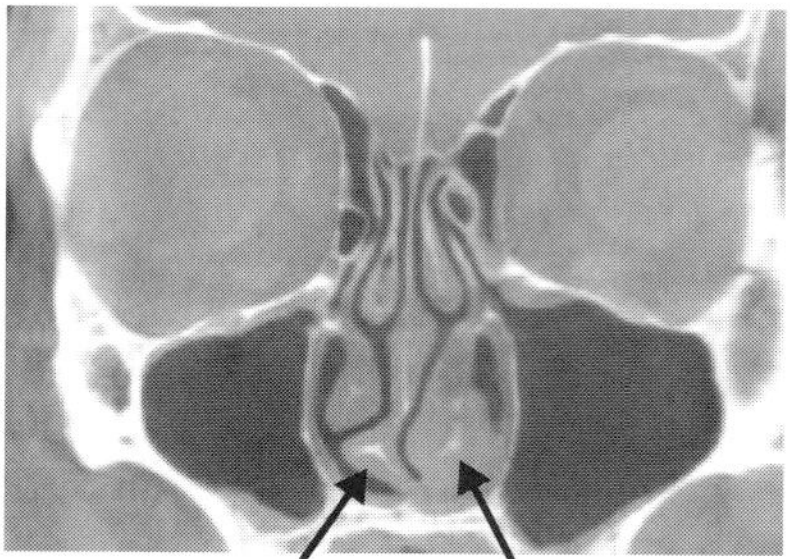

右下鼻甲介の下に大きく弯曲

肥大化した左下鼻甲介

発達することが多いのです。バランスをとるためにそのように発達するのでしょうか。人間の体とは不思議なものです。もちろん鼻中隔弯曲症に伴う肥厚性鼻炎だけではなく、中鼻甲介や下鼻甲介が単純に大きく肥大している方もおられます。

▼鼻腔形態を治す手術

鼻中隔弯曲症や肥厚性鼻炎といった鼻腔内の「形」に関しては手術以外には治すことが困難です。慢性的な鼻詰まりや口呼吸を治す意義は今まで述べてきた通りです。ここで述べる鼻中隔矯正術や下鼻甲介手術はセットで行うことが大半です。前の章で述べたアレルギー性鼻炎に対する後鼻神経切断術や、次の章で述べる副鼻腔炎の手術と同時に行うことも多いです。

鼻中隔のようす

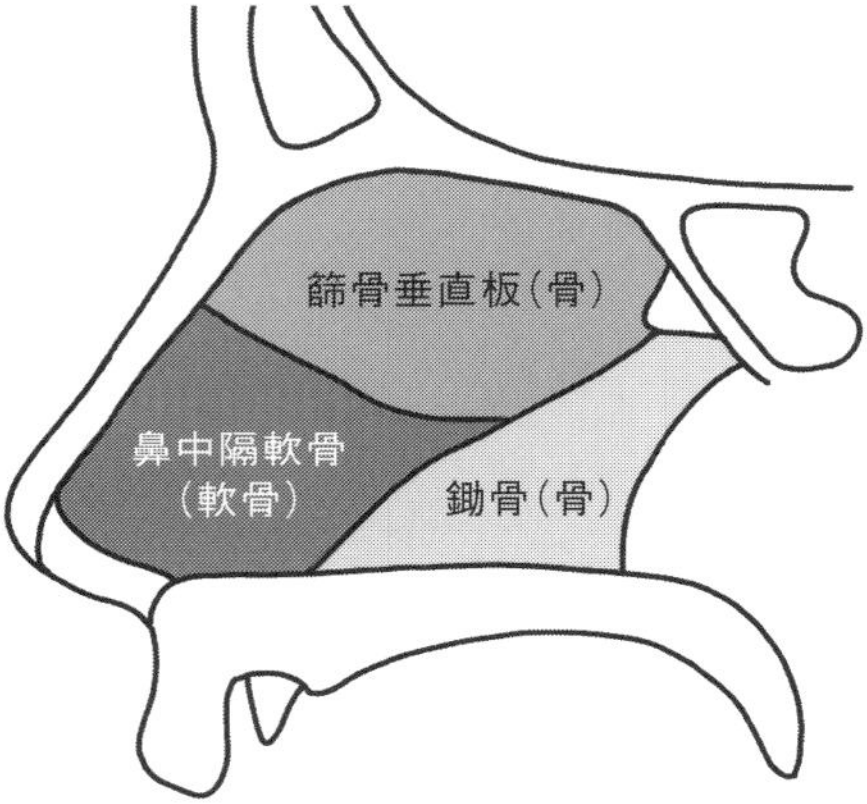

▼鼻中隔矯正術
――内視鏡を使い、曲がった鼻中隔を矯正する

鼻中隔は大きくわけて三つに分かれますが、簡単にいうと「前の方が軟骨」、「後ろの方が骨」と考えてください。

当院の日帰りによる鼻中隔矯正術は全て内視鏡手術です。顔面の見えるところに傷は入りません。しかし数は少ないですが内視鏡手術だけでは難しい症例もあります。この場合は鼻柱（両方の鼻の穴を隔てている部分）の皮膚を前から切開する手術が必要になります。現在当院では、行っておりませんが、日帰りで実現可能か検討を進めています。

鼻中隔矯正術は歴史の古い手術ですが、近年、学会で議論が活発で術式の改良や見直しが進んでいます。従来は鼻中隔軟骨を大きく取ってしまう手術が多く行われていましたが、現在は逆で、なるべく温存し、除去する部分を最小限にしようという流れになってきています。

標準的なやり方をP125に記載します。

▼下鼻甲介手術――内視鏡を使い、慢性的に肥大した下鼻甲介の粘膜や骨を除去する

「肥大した下鼻甲介を減量する」のが目的です。粘膜下下鼻甲介骨切除術も内視鏡を用いて行います。大まかにいって次の二つの方法があります。

①鼻甲介切除術……下鼻甲介の表面粘膜を一部切除します。

②粘膜下下鼻甲介骨切除術……粘膜は切除せず、下鼻甲介の骨だけを除去します。

下鼻甲介は下鼻甲介骨がひさしのように垂れ下がり、周囲を粘膜が覆っています。下鼻甲介「粘膜」が肥大している場合と、下鼻甲介の「骨」のそのものが大きい場合があると先に述べました。ですので、どちらの方法を行うかは症例によって選択します。ただ、多くの場合、粘膜下下鼻甲介骨切除術を行います。その理由はどのパターンにも対応できる大変優れた術式であるからです。手術の名前には「骨切除術」とついていますが、肥大した粘膜も「裏面」から切除し減量できます。「裏面」を触るため粘膜そのものを切除する鼻甲介切除術に比べて、粘膜へのダメージは最小限に抑えられます。

粘膜下下鼻甲介骨切除術をさらに、奥まで進めていくと後鼻神経まで到達でき、そのままアレルギー性鼻炎を改善する後鼻神経切断術（Ｐ113参照）まで行えます。

鼻中隔矯正術

①左鼻の入り口

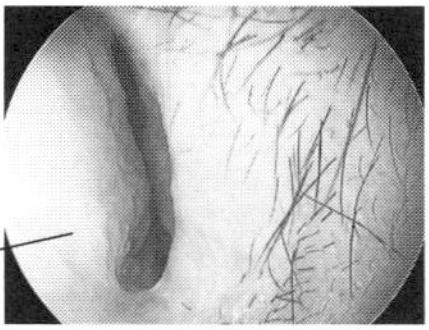

左に凸の鼻中隔弯曲症

②メスで縦に切開

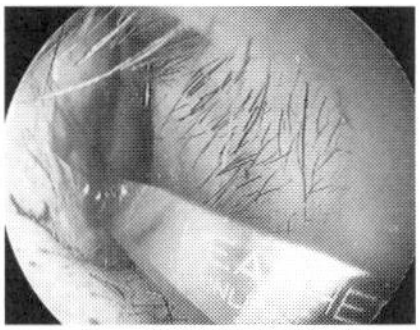

③鼻中隔軟骨と粘膜を剥離

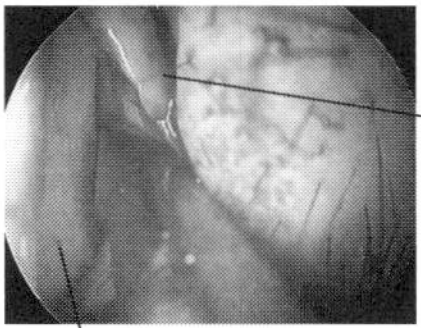

左鼻中隔粘膜

鼻中隔軟骨

④反対側の裏を剥離

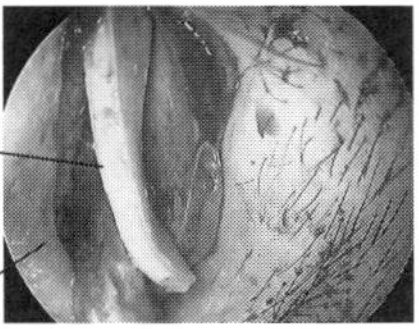

鼻中隔軟骨

軟骨を縦に切開し、右側の粘膜裏面を剥離

⑤奥の弯曲した骨を除去

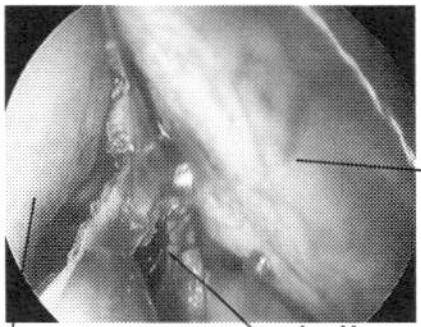

左鼻中隔粘膜（裏面）

弯曲した骨

右鼻中隔粘膜（裏面）

⑥鼻中隔軟骨は温存

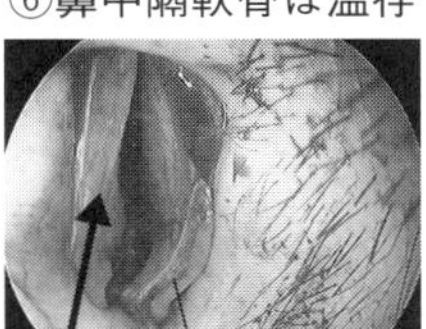

左鼻中隔粘膜

鼻中隔軟骨は残した

⑦手術終了

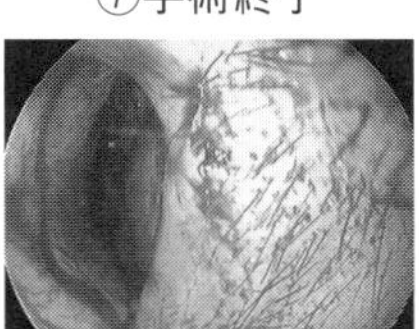

弯曲が治りました（①と比較）

右粘膜下下鼻甲介骨切除術

①右下鼻甲介

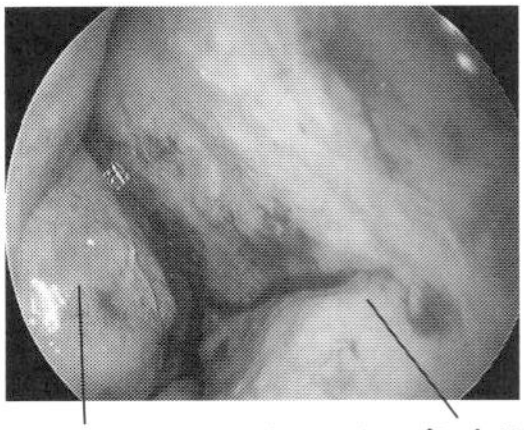

肥厚した右下鼻甲介 鼻中隔

②メスで前端を切開

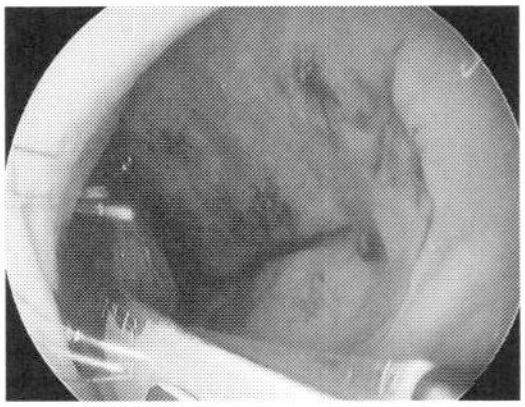

③下鼻甲介骨を
粘膜下に露出

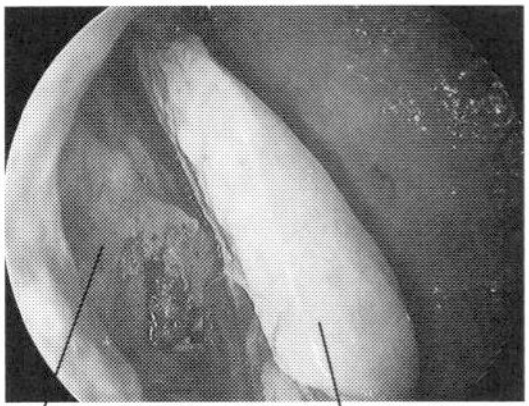

下鼻甲介骨　下鼻甲介粘膜

④下鼻甲介骨を
粘膜下に切除

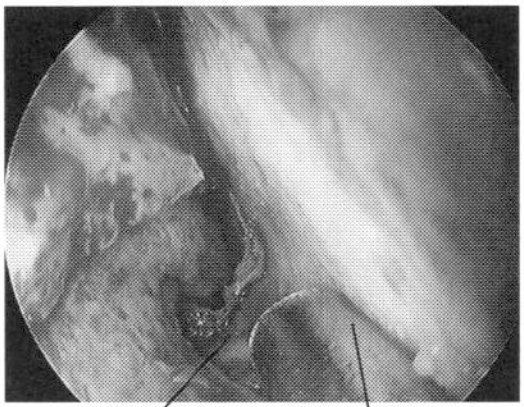

これから切除する
下鼻甲介骨　下鼻甲介粘膜

⑤下鼻甲介骨を
全て切除

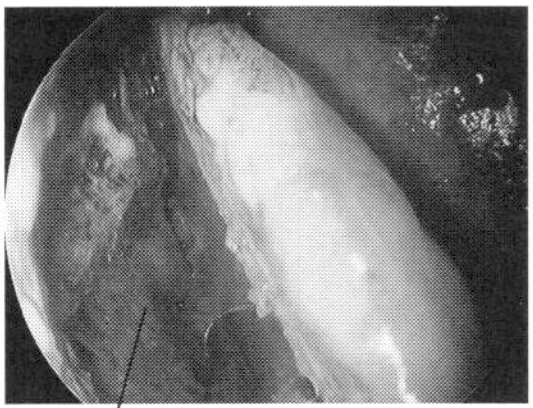

下鼻甲介骨をすべて切除

⑥縫合して終了

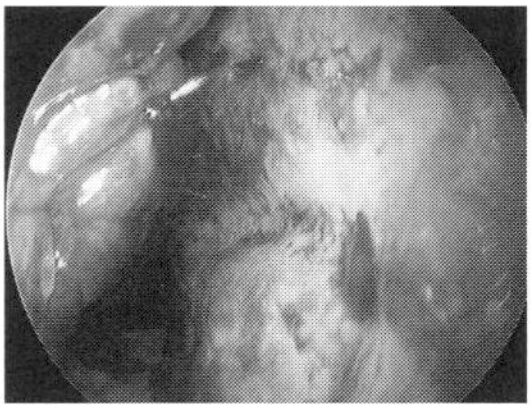

縫合して手術終了
肥厚が直りました。（①と比較）

第6章

副鼻腔炎の治療
——日帰り手術でつらい症状から解放される

副鼻腔炎が引き起こす代表的な症状

ここからは副鼻腔炎のことを述べていきます。副鼻腔炎は皆様が思っておられる以上に日常的に見られる病気です。まずは症状から整理していきましょう。

鼻漏《びろう》　粘り気の多い、黄緑色の鼻漏が代表的です。

後鼻漏《こうびろう》　鼻漏が鼻の後ろから、のどの方に流れます。のどに何かひっついた感じや痰の原因になります。

咳　見逃されがちな症状です。鼻漏と同じ時に咳があれば、わかりやすいですね。しかし、鼻漏などの全く自覚はないのに、「咳だけ」が何年も続いているという患者さんもおられます。

頭痛・頭重感　人によってはかなり深刻で、仕事が全くできない位の頭痛を訴える方もおられます。また、偏頭痛と診断されている方の中に、実は副鼻腔炎が原因ということもあります。

嗅覚障害　鼻汁や鼻茸などで嗅裂（P62）が塞がって起こることがあります。

副鼻腔炎が引き起こす重篤な合併症

お薬で治療しても治らない方に手術をおすすめする際、「副鼻腔炎をほっておいたらどうなるのですか？」とよく質問を受けます。

症状のある方は基本的にずっとその症状が続くことになります。そのまま一生を全うするか、新しい画期的なお薬や治療法が出るのを待つということになります。問題は悪化したときです。最近ではよい抗生物質があるので、とんでもないことになる前に食い止められているケースが多いです。よって頻度はそれほど高くないのですが、周囲の組織に炎症が波及してしまうと次に述べるような重篤な症状を、引き起こします。

眼疾患

目の周囲に感染がいってしまい、腫れたり、目が突出したり、最悪なケースは失明に至ります。

頭蓋内合併症

脳膿瘍が代表的です。頭の中にウミが回ってしまう状態です。他、海綿静脈洞という蝶形骨洞周囲の組織に炎症が回ってしまうと、高熱が出て、先の目の合併症と同じく、目の周囲が腫れたり、突出したり、これも失明する可能性があります。

組織侵襲《しんしゅう》型真菌症

真菌症はわかりやすくいうとカビです。副鼻腔内にとどまっているだけならよいのですが、時に組織侵襲型と呼ばれる周辺の組織を破壊していく恐ろしい真菌症があります。時に周辺組織をとてつもなく破壊していきますので、致命的な状態といえます。

副鼻腔炎と蓄膿（ちくのう）症は同じ意味？

蓄膿症という名前は聞いたことがあると思います。呼んで字のごとく膿（ウミ）がたまっている状態を指しますが、正式な医学用語ではありません。

「副鼻腔炎って蓄膿症と同じですか？」

よくある質問です。蓄膿症という言葉からくる感覚と、副鼻腔炎とはイコールではありません。

急性副鼻腔炎は、細菌（いわゆるバイキン）が副鼻腔内で繁殖し、黄緑色の鼻漏が出てきたり、後ろに流れて痰が出たりする病気です。よい抗生物質がない時代は治療に苦労したと思います。この急性副鼻腔炎を繰り返しているうちに慢性化すると、なかなか治らない慢性副鼻腔炎といわれてきました。実際はこんな単純ではないのですが、昔はそのような患者さんが多かったのだと思います。

あくまで感覚的ですが、「副鼻腔炎」＝「蓄膿症」とするのには大きな違和感があります。なぜなら副鼻腔炎とは「副鼻腔に炎症を起こす病気」であり、炎症が起きればすべて膿（ウミ）がたまるわけではないからです。いろいろな副鼻腔炎がある中で「膿（ウミ）がたまっている副鼻腔炎」を「蓄膿症」という感じでとらえていただければよいのではないでしょうか。ここでは、どのような副鼻腔炎があるのか述べてみましょう。

鼻茸（ポリープ）とは？

「鼻茸（ハナタケ）がありますよ」といわれたことはありませんか。鼻のキノコと書くわけですね。鼻のポリープと同じ意味です。ポリープというと「ギョッ」とされる方も多いようです。ポリープというといわゆるでき物・腫瘍をイメージしがちですが、鼻内のポリープの場合はちょっとニュアンスが違います。

表面がつるんとしていて、一見みずみずしく、灰白色であることが多いです。鼻茸がどのようにしてできるのかはまだよくわかっていないのですが、細菌感染、ウイルス感染、

鼻茸（左鼻）

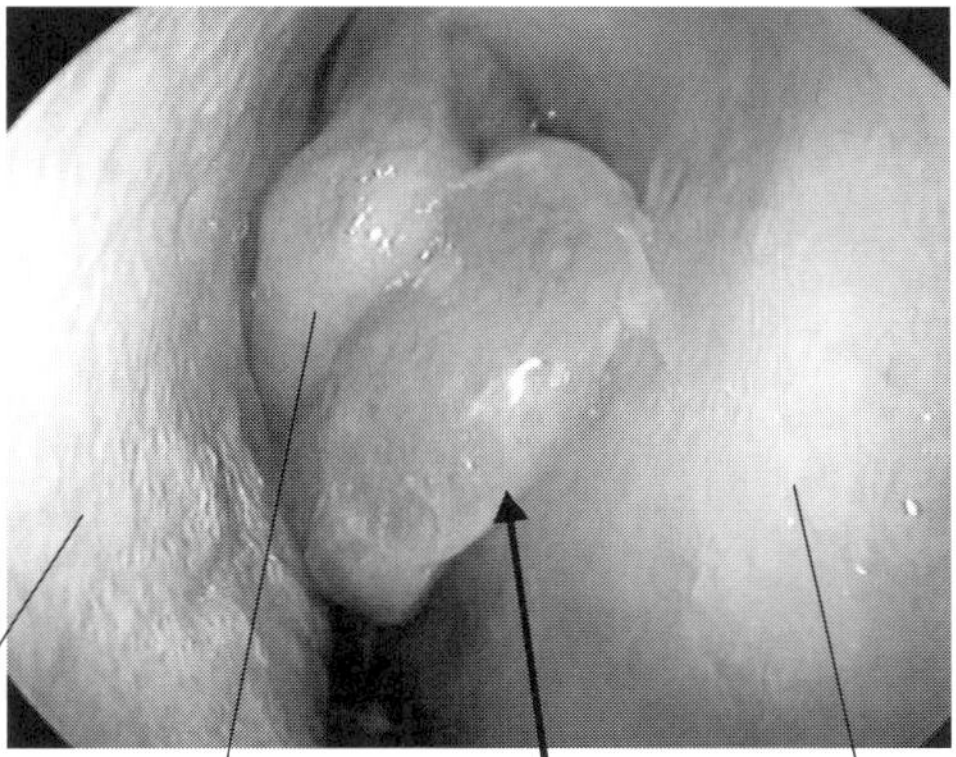

アレルギー、その他のいろいろなことが原因になっているようです。鼻茸は副鼻腔炎に合併し、また、鼻茸自体が副鼻腔炎を悪化させる原因になります。

鼻茸の種類となるといろいろと議論があるのですが、治療という観点から見た場合は、「好酸球性の鼻茸」か「非好酸球性の鼻茸」かが重要となってきます。臨床的な違いはズバリ「再発しやすいか否か」です。

好酸球性鼻茸は、気管支喘息やアスピリン喘息を持っている方に多く、後に述べる好酸球性副鼻腔炎に見られます。大変再発しやすい鼻茸です。

非好酸球性鼻茸は手術により摘出し、適切に術後処置をすれば再手術に至る再発はほとんどありません。

副鼻腔炎の種類

急性副鼻腔炎

さて、副鼻腔炎の話題に戻します。副鼻腔に炎症があるのが副鼻腔炎です。急性副鼻腔炎は、細菌が副鼻腔内で繁殖するのが原因であることが圧倒的に多いです。人間は常に細菌と戦っているので、体力が弱ったりして細菌に負けてしまうと炎症が起こるわけですね。鼻腔、副鼻腔、咽頭などはすべてつながっているので、ノド（咽頭）の感染は容易に副鼻腔まで広がります。ノドは治っても副鼻腔にだけ細菌が残って「咳」などの不快な症状が治らないケースも少なくありません。俗称ですが「急性の蓄膿症」と理解していただければイメージしやすいのではないでしょうか。急性の炎症ですので、歯痛、頬部痛（頬っぺたの痛み）、額の痛み、頭痛など、かなり強い痛みを伴うこともあります。

電子スコープで鼻内を見て診断できることが大半ですが、ＣＴをとらないと発見できないこともあります。患者さんの中には副鼻腔に異常があるとは考えておられず、電子スコープで副鼻腔から流れる膿汁（ウミ）をお見せすると、びっくりされる方も多いです。急性副鼻腔炎は決して特殊な病気ではありません。耳鼻科の外来では、毎日普通に見る病気です。良い抗生物質もいろいろ出てきていますので元々鼻・副鼻腔に病気を持っていない方であれば、適切な治療で大抵は治ります。稀ですが、炎症が脳や眼の方に及んでしまった重篤な状態のときは、緊急手術が必要になることもあります

「急性副鼻腔炎」という言葉になれていない患者さんの中には「治るんですか？」「手術が必要ですか？」と心配される方も多いです。はじめて急性副鼻腔炎と診断した日に「根治できるか」までお伝えするのは難しいです。鼻汁、咳、痛みなどの急性症状が、ある程度落ち着いてからＣＴスキャンを撮影すると、いろいろなことがわかります。副鼻腔炎は治ったのか、もう少し治療が必要なのか、しっかりと検査をして治療の方向性をはっきりすることが大事だと思います。

元々何も問題のない副鼻腔に感染した急性副鼻腔炎であれば、適切な抗生物質などで大抵は根治できます。元々慢性副鼻腔を持っておられた方には、急性症状の治療後に慢性副

鼻腔炎の治療を引き続き行います。

慢性副鼻腔炎

副鼻腔にずっと炎症のある「慢性副鼻腔炎」は皆さんが考えておられる以上によくある病気だと思います。前にも述べたように、副鼻腔の構造はとても複雑で、大変大きな個人差があります。

副鼻腔炎が慢性化する原因は出口が塞がってしまうことによるといわれています。「線毛運動」を覚えておられるでしょうか（P59）。例えば上顎洞は比較的大きな副鼻腔ですが、出口は空洞の大きさに比して大変狭く、しかも空洞の上にあります。上顎洞にたまった膿は線毛運動によって重力に逆らって出口に運ばれます。しかし、長い間出口がふさがれ、膿が出ていかない状態が続くと、線毛運動が妨げられ、膿が排泄されなくなってしまいます。つまり副鼻腔に常に膿がたまっている「慢性副鼻腔炎」になるのです。

副鼻腔の出口が狭くなり慢性化してしまう原因は、頻回の急性副鼻腔炎、鼻茸（ポリープ）、鼻中隔彎曲症、重度のアレルギー性鼻炎など、いろいろあります。ともかく電子スコープ、CT、採血にて原因をはっきりさせて治療の計画を立てることが大事です。ここがはっきりしないと「治らない」ということになりかねません。

慢性副鼻腔炎は「鼻茸がある」「鼻茸がない」で大きく治療方針が異なります。ほとんどの鼻茸（ポリープ）はお薬で治すことは困難です。ですので、治療を開始するにあたって、鼻茸を伴う慢性副鼻腔炎は基本的に手術を念頭において治療をすすめていくことになります。

鼻茸のない慢性副鼻腔炎であれば、お薬で治る可能性があります。お薬で治療する場合、「14員環マクロライド系抗生物質の少量長期投与」は、ダメージを受けた線毛運動を回復させる働きがあるといわれています。実際に大変効果があり広く用いられている治療法です。服薬期間はせいぜい数か月です。３か月から半年くらい服薬しても治らない方は、お薬での根治は難しいです。この治療法が一定の効果があるために、治る見込みのない患者さんにも用いられがちな点は要注意です。例えば鼻茸のある方が用いても、症状は「改善」します。しかし「根治」しないため、結果としてダラダラした治療が続くことになってしまいます。

鼻茸がある副鼻腔炎、内服では根治できない副鼻腔炎は、手術による治療を検討することになります。

慢性副鼻腔炎

鼻内所見

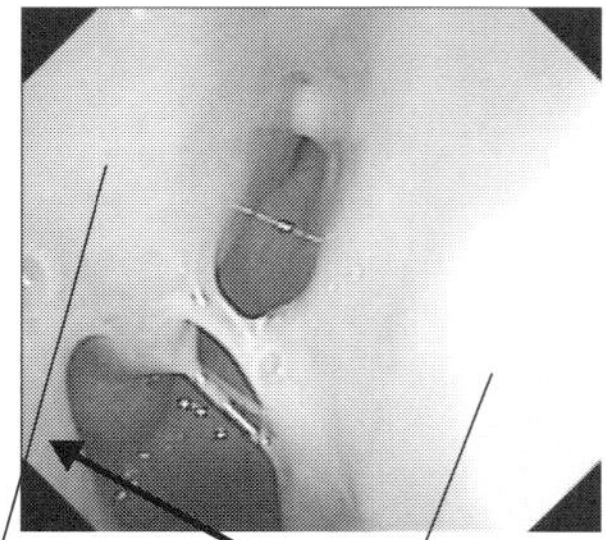

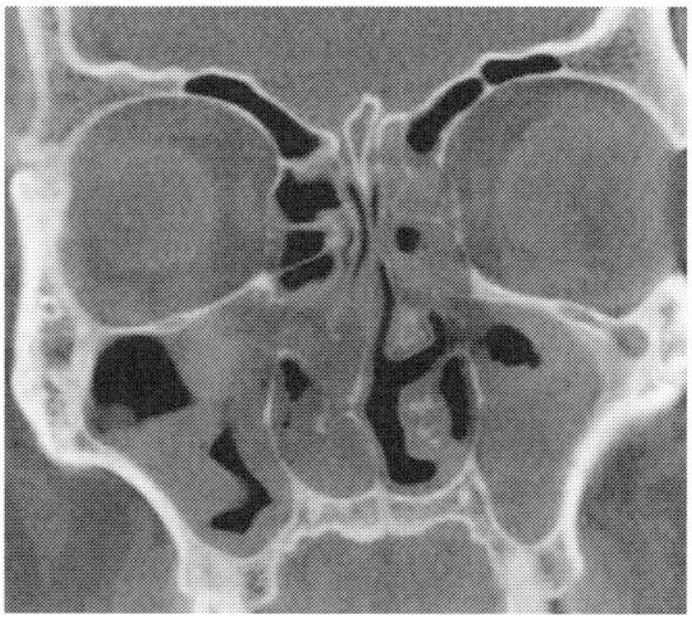

灰色の箇所は副鼻腔炎
（正常所見と比較P.49）

慢性副鼻腔炎の手術の基本は、「副鼻腔の出口を開放し、換気ルートをつける」ということです。副鼻腔の出口が障害されたことが原因なので、出口を開放するわけです。出口をふさいでいる鼻茸をとったり、鼻中隔弯曲症を治したり、副鼻腔の出口を大きく開けたりといった具合です。内視鏡時代になって、全ての副鼻腔を「鼻の穴」から開放できるようになり手術の質が格段に上がっています。

歯性副鼻腔炎

歯が原因でなる副鼻腔炎を総称していいます。上の歯の根元に病変（根管病変等）があり、接している上顎洞に炎症が起こる

歯性副鼻腔炎

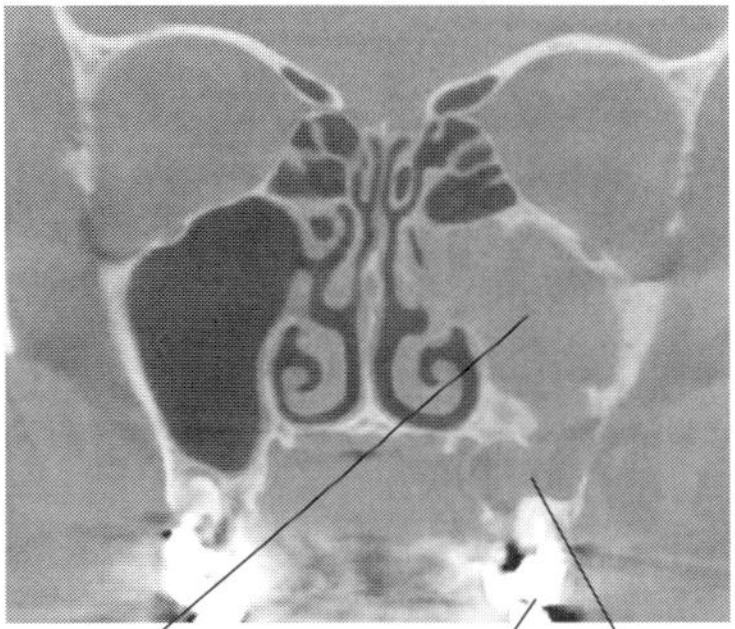
歯の炎症による
左上顎洞炎
歯
歯の根元に病変があり
炎症が広がっている

ことが多いです。更にそこから他の副鼻腔にも炎症が波及して重症化することもあります。最近ではインプラントによって起こることもあります。日常的によく見られ、けっして稀な疾患ではありません。高解像度ＣＴで手軽に高度な画像検査ができるようになったため、以前よりこの病気は発見されやすくなってきています。歯科治療のみで根治できることが多いですが、炎症の範囲によっては、副鼻腔炎の手術を並行して行うこともあります。

副鼻腔真菌症

いわゆるカビが副鼻腔で繁殖してしまった状態です。真菌塊（しんきんかい）とい

副鼻腔真菌症

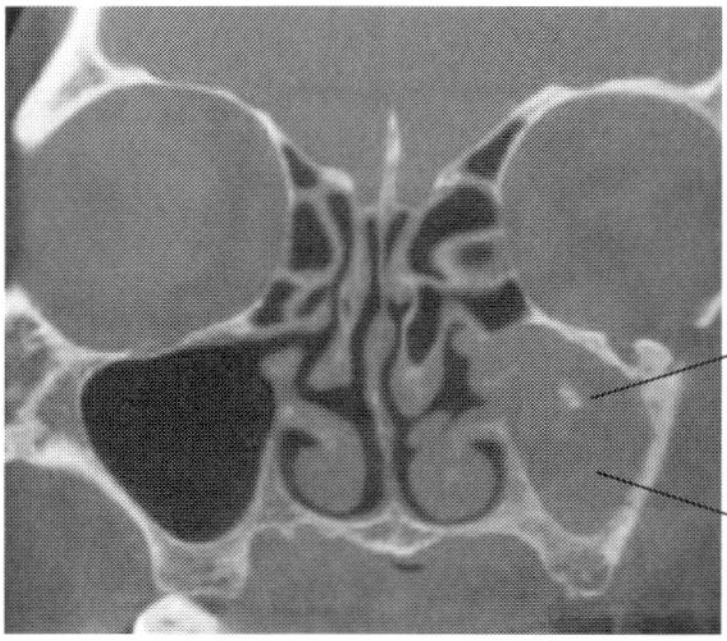

う塊を作り、それとともに膿汁が排泄されるというのが典型的なケースです。「日和見（ひよりみ）感染」がほとんどです。つまり、高齢、癌、ステロイドホルモンや免疫抑制剤の服薬等の原因で体がカビに負けやすい状況の方に起こることが多いのです。特に高齢化が進んでいる日本では今後も多くなると考えられます。電子スコープとCTで診断できることが大半ですが、時にMRIの撮影も必要になります。最終的には手術をして摘出した物を検査に出して「確定診断」となります。

画像から診断するには、ある程度経験が必要になります。そのため、数年もの間、副鼻腔真菌症を「慢性の蓄膿症」の診断で治療されてしまっている方もおられます。やはり治りが悪ければ詳しく精査をするのが大事だと思います。

この病気はお薬で治る見込みがほとんどないため、病気を発見した時点で患者さんには手術をおすすめします。

基本的には慢性副鼻腔炎の手術と同じです。「真菌」の存在する副鼻腔を開放し、真菌の塊を摘出し清掃します。

好酸球性副鼻腔炎

通常の慢性副鼻腔炎とは区別される難治性の「好酸球《こうさんきゅう》性副鼻腔炎」が近年増えています。専門的になりますが、好酸球性副鼻腔炎の代表的な特徴は以下のようなものです。

1　嗅覚障害を自覚する。
2　両側の副鼻腔（特に篩骨洞《しこつどう》）に多くの鼻茸が見られる。
3　血液中の好酸球（白血球の成分）が増加している。
4　摘出した鼻茸に多数の好酸球が見られる。
5　大変再発しやすいが、ステロイドを内服すると軽快する。

好酸球性副鼻腔炎

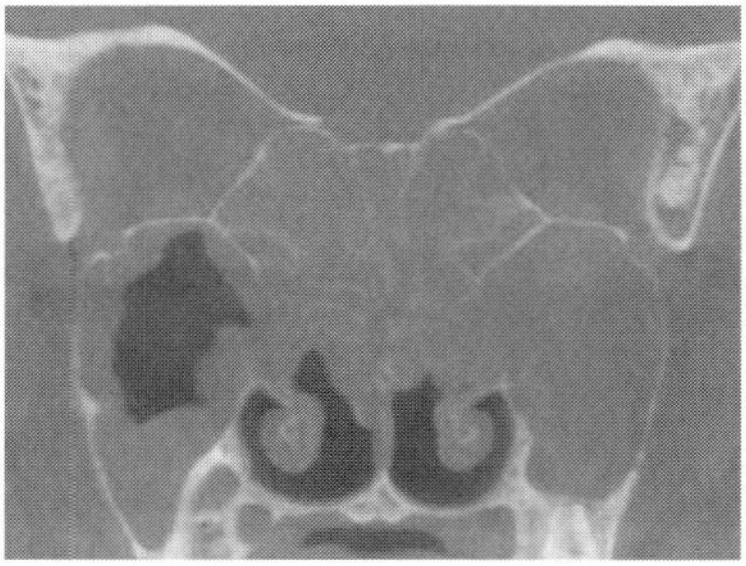

篩骨洞（両目の間）中心の陰影

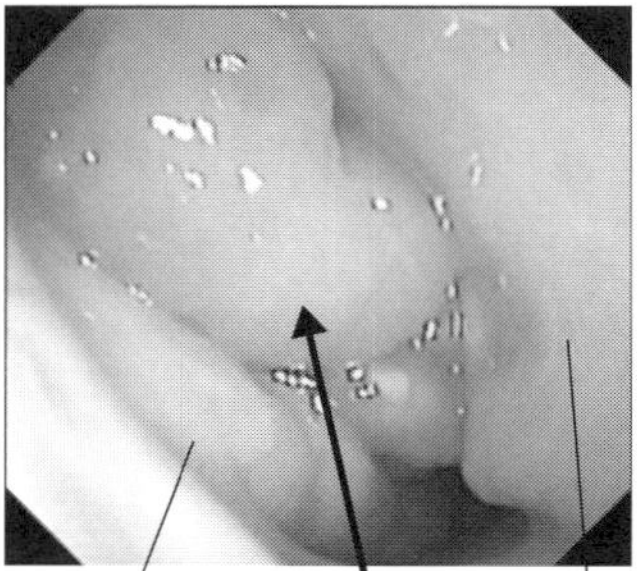

6　気管支喘息を併発することが多い。

この病気になる原因はよくわかっていません。気管支喘息を合併することが多いのも大きな特徴です。アスピリン喘息というピリン系薬剤へのアレルギーをお持ちの方も多いです。

アレルギー性鼻炎のところで少し触れましたが、「one airway, one disease（一つの気道、一つの疾患）」という考え方があります（P94）。

上気道（鼻・副鼻腔）・下気道（肺）を一つの「気道」として疾患を捉えようという考え方でした。「好酸球性副鼻腔炎と気管支喘息」も同一の病態と考えられる代表的な疾患です。好酸球性副鼻腔炎も気管支喘息と同じく「好酸球性の炎症」です。更に重症な方は、「好酸球性中耳炎」を起こす方がおられます。同じく「好酸球性の炎症」が中耳に起こってしまう難治性の病気です。耳が詰まった感じや難聴などを自覚することが多いです。

肺も副鼻腔も中耳も……もう大変厄介です。しかも難治性。

このように原因不明で、容易に再発し、治療に難渋するため2015年7月から厚生労働省から難病と指定されました。

お薬としては、ステロイド以外に決定的なものがありません。ご存知の方も多いかとは思いますが、長期間のステロイド投与は糖尿病、高血圧、胃潰瘍、骨粗鬆症といった病気を引き起こします。そのためなるべくその服薬を避けたいわけです。

そういった観点からも好酸球性副鼻腔炎に対しては、手術が第一選択になってきます。複雑に入り組んだ副鼻腔を全て開放し、なるべく表面積を減らすことが基本になってきます。好酸球が放出される粘膜をなるべく減らすわけです。好酸球性の炎症でダメージを受けた粘膜を除去することも大事です。

手術により鼻・副鼻腔症状のみならず、気管支喘息の症状も軽減する方が大半です。術後「好酸球性の鼻茸」が再発はしますが、多くの場合は、術後の定期的なフォローと短期的なステロイド投与で良好な状態を保つことが可能です。最重症の方の中には、ステロイドをずっと服薬せざるをえない方や再手術を余儀なくされる方もおられます。

▼副鼻腔炎の手術——内視鏡を使うESS

副鼻腔炎に限らず、現在の鼻の手術は内視鏡による手術がスタンダードです。ＥＳＳ（内視鏡下副鼻腔手術 Endoscopic Sinus Surgery）といいます。私が耳鼻科医になった20年位前が、この内視鏡を使った鼻の手術が爆発的に全国に広まってきた時期でした。さまざまな手術手技が発達し、手術の機械も急速に発達してきました。そして、更に進化しています。

内視鏡が普及する以前は、副鼻腔根本手術（Caldwell-Luc 法）が副鼻腔炎手術の王道でした。この昔の副鼻腔根本手術では、歯ぐきを切開します。上顎洞の前の壁を開けて上顎洞や篩骨洞を清掃していました。この手術は患者さんの負担も大きく、術後の経過も大変でした。１か月に及ぶ入院が必要なケースもありました。

「蓄膿症の手術ですか？　それは勘弁してください」

蓄膿症の手術と聞くと、拒否反応を示す方もいます。おそらく自分のご家族や友人が歯ぐきを切る副鼻腔根本手術を受け、その記憶が強烈なのだと思います。

昔の手術は悪くなった副鼻腔の粘膜や骨膜を徹底的に除去していました。そうすると副鼻腔自体が新性骨や肉芽といったもので小さくなります。副鼻腔を潰して、副鼻腔炎の起こる場所そのものをなくしてしまうという発想です。この手術は経過の良いことも多いのですが、潰れたはずの上顎洞に、嚢胞（のうほう）という袋ができることがあります。徐々に大きくなって、10年ほどすると嚢胞部位の痛みや違和感がでてくることがあります。術後性類部嚢胞という病気です（P158）。

現在は歯ぐきからではなく、内視鏡を用いたＥＳＳがほとんどです。鼻の穴から副鼻腔炎を根治するという発想は実はかなり歴史は長いのですが、何しろ鼻の穴からですので見えにくく、大変難しい手術でした。１９８５年にKennedyやStammbergerによって副鼻腔炎を根治させる医学的な理論と、内視鏡での手術方法が体系づけられました。それにより爆発的に広がったのがＥＳＳです。

ものすごく簡単にいってしまうと、

昔の手術は「粘膜、骨膜を取って、副鼻腔を潰す」、今は「副鼻腔を開放して（潰さず）、粘膜を温存する」ということで、手術の発想が全く違います。

内視鏡の出現によって、鼻副鼻腔の手術には革命が起きたといっても過言ではありません。手術のできる範囲が格段に広がり、モニター上に大きく見えるので安全になったともいえます。患者さんにとっては手術自体が楽になりました。術後に頬部（ほっぺた）が腫れることもなくなり、一般病院での入院期間も大幅に短縮しました。術後性頬部嚢胞を発症することもありません。

何といっても「日帰り手術」が可能になったのは、この技術のおかげといえます。

ESSでは、硬性内視鏡（こうせいないしきょう：写真）を用い、鼻内を大きくモニター上に写して行います。左手に硬性内視鏡、右手に鉗子（器械）や後に述べるシェーバーなどを持ち行います、内視鏡はまっすぐ前を見るだけではありません。広角になっており、鼻内の広い範囲を見ることができます。さらに角度のついた（30度、45度、70度等）内視鏡があり、通常用いる0度では見えない部分を見ることが可能になっています。特殊な鉗

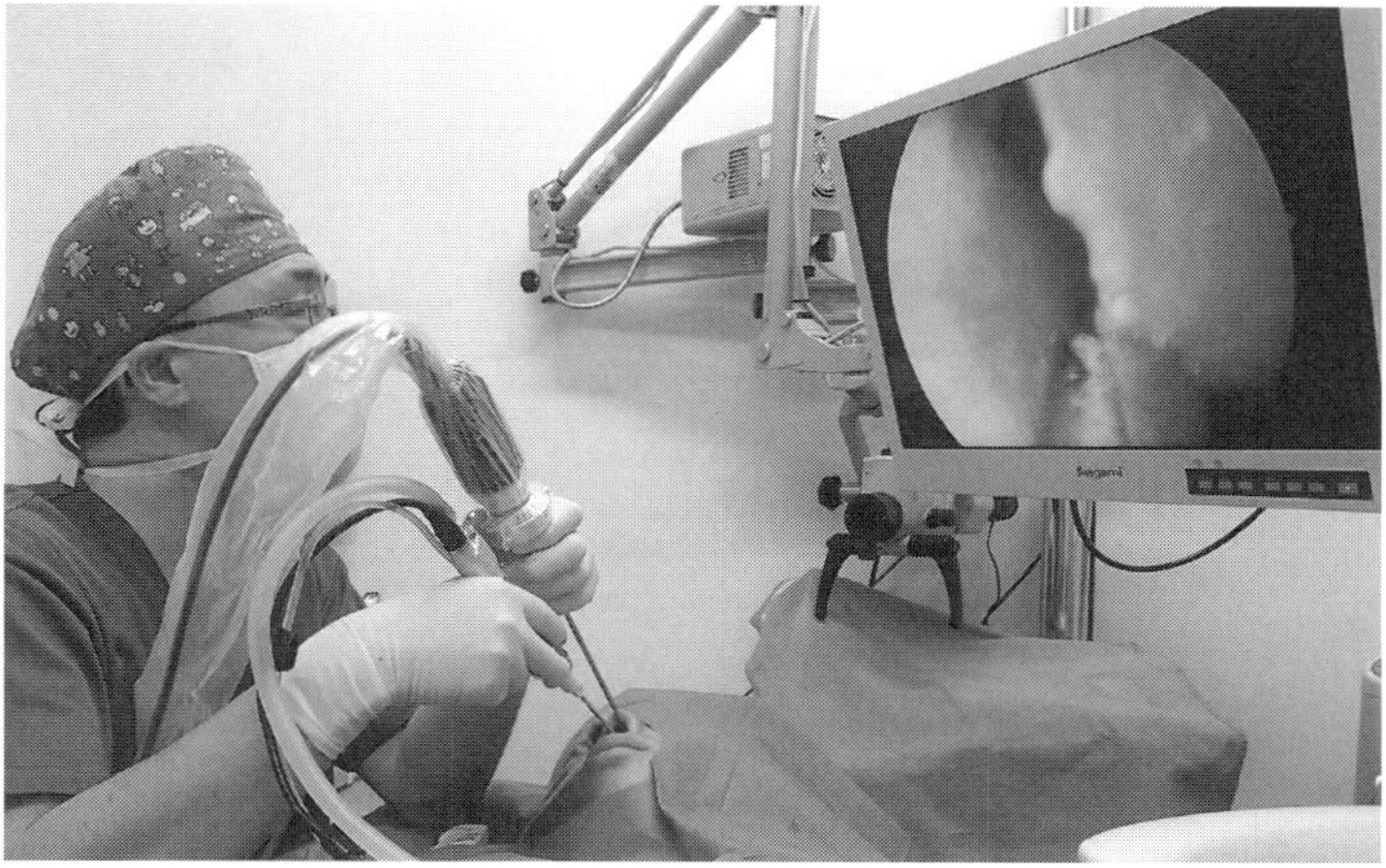

手術の様子

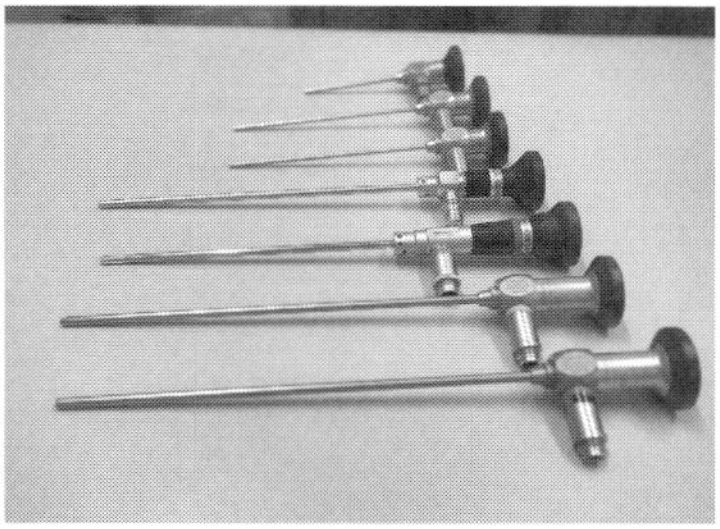

手術で使用する各種硬性内視鏡

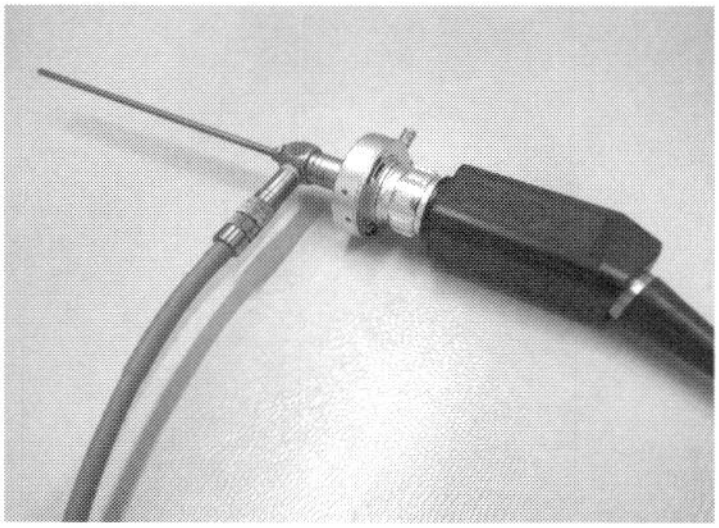

内視鏡をビデオカメラにつないで使用する（ニスコ）

子を用いることで、全ての鼻副鼻腔を手術で治すことができるようになりました。

慢性副鼻腔炎の原因として「副鼻腔の出口が塞がってしまう」と書きました。このESSでは、その詰まってしまった出口を広く開けると考えてください。その上で、ダメージの受けていない粘膜はなるべく残します。開放された副鼻腔は空気と触れることで状態が良くなり、術後、外来での治療で治癒していきます。手術前に撮影したCTにより、手術の範囲・戦略を決めます。

▼ESSに不可欠な「IPCシステム」を大阪市内で最初に導入

手術の技術が一定のレベルに達した耳鼻科医にとって、ESSの成否を分けるのは道具だと思います。硬性内視鏡により「鼻の穴」から鼻・副鼻腔の広い範囲を見ることは可能になりました。手術は見るだけでなく、病変や粘膜や骨といったものを触ったり除去したりしなくてはいけません。左手に硬性内視鏡、右手に鉗子などの鼻内を「操作」する手術機器を持ちます。当然その操作も「鼻の穴」から行うという制約があります。そのためよ

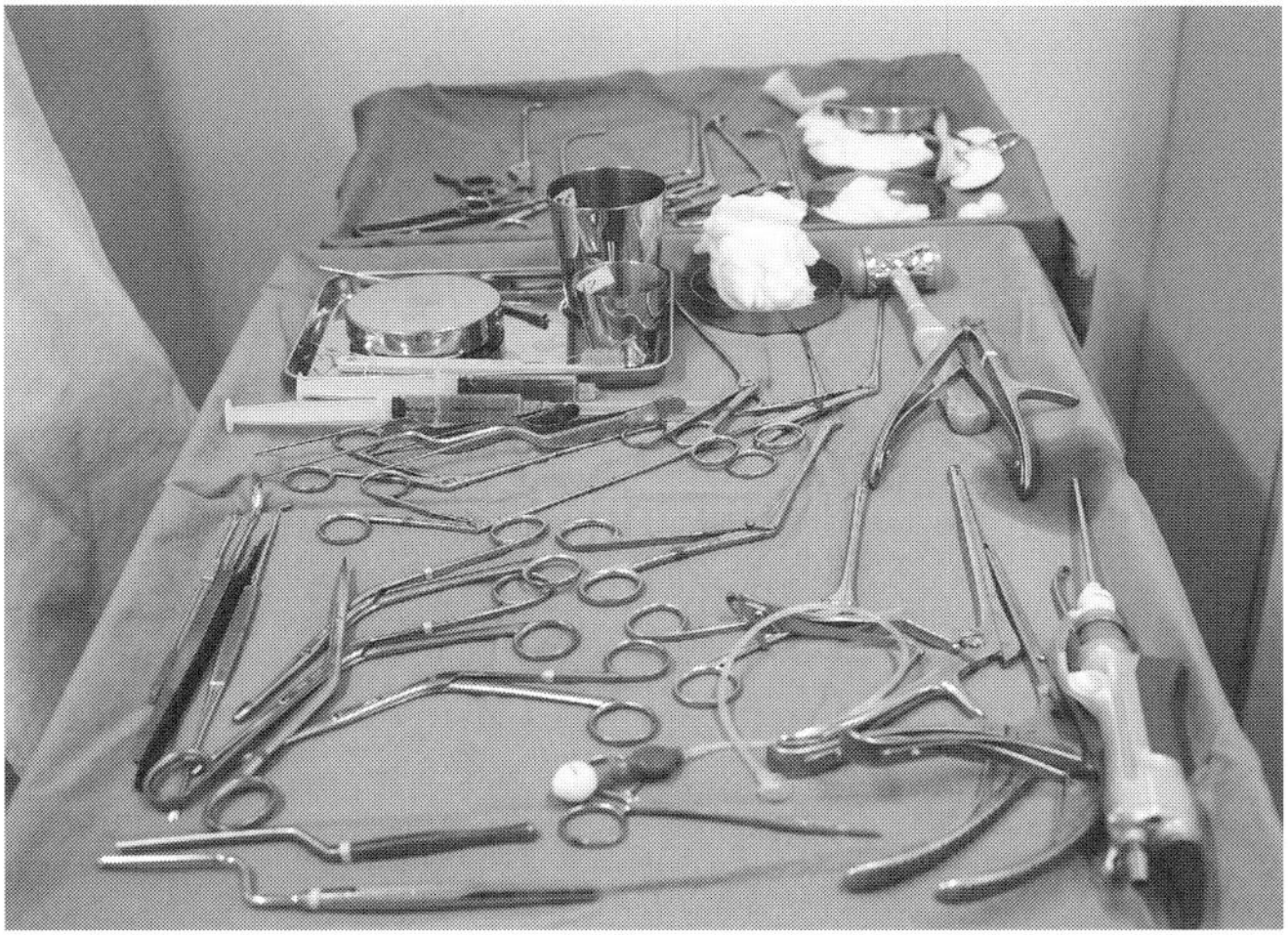

ESSで使っている様々な鉗子類

い道具は重要です。

当院の手術機器は大変充実しています。病院勤務の時代では欲しい道具があっても、予算が下りないと買えません。必要な道具を自分で好きに買えるのは自分の医院で手術をしている大きなアドバンテージです。午前・午後診察の間の限られた時間に質の高い手術を行える理由の一つともいえます。実にさまざまな鉗子・機器を使うのが副鼻腔の手術です。

ＥＳＳにおいてマイクロデブリッダーは不可欠なシステムです。この機器はアメリカの企業が開発したものです。病変部位を取るためには鉗子で切除して、出血すると吸引し、洗浄したりしなくてはいけません。

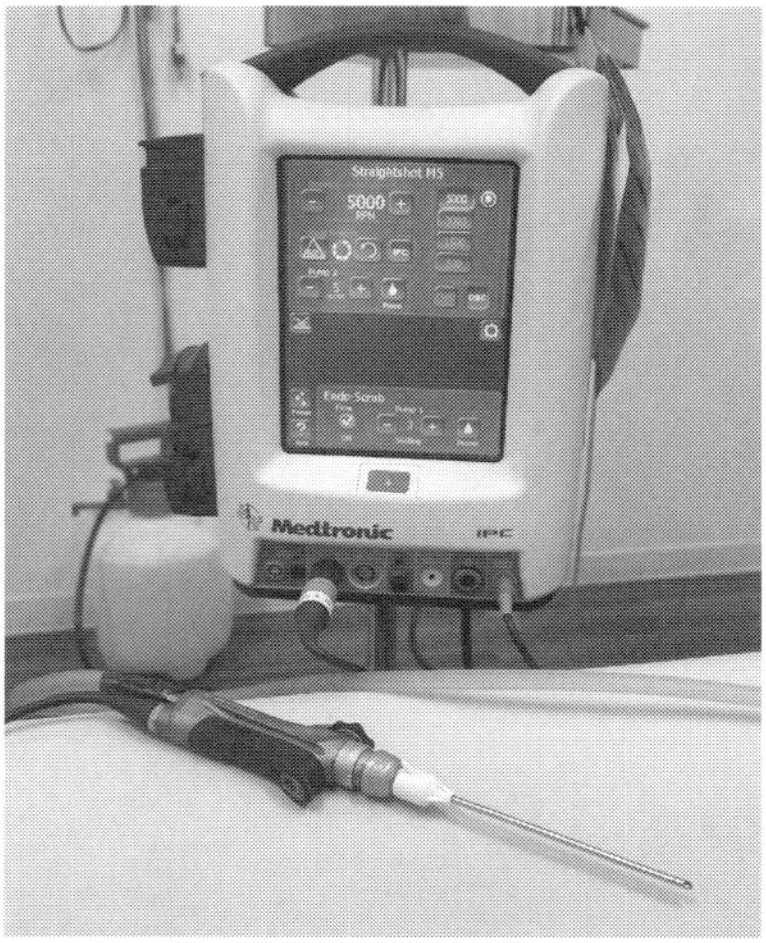

シェーバーシステム（IPC、メドトロニック）

出血が多い症例などでは大変です。出血が止まらないと、どこを操作すればよいのかわからないし、見えない術野は重大な事故のリスクになります。この器械では粘膜や骨などを切除しながら吸引できます。吸引できるため術野をきれいに保つことができます。発売当初は鉗子操作の補助的な役割でしたが、機器の進化によって副鼻腔手術のメインの機器になっています。

　当院は、大阪市内で最初に最新型のＩＰＣシステムを導入しました。最新型は切除・吸引する効率が大変よいです。更に昔のシステムは吸引部分がよく詰まり、手術を頻回に中断しなければなりませんでした。当院で導入した最新型のシステムではそうしたことがほとんどなく、効率的に手術をすすめることが可能になっています。高性能なだけに、扱いには経験が要求されます。ＣＴや電子スコープが診断での「私の眼」なら、シェーバーシステムは治療の「私の片腕」ともいえます。当院の「日帰り手術」には欠かせない機器です。

慢性副鼻腔炎・鼻茸の手術

①手術前（右鼻）

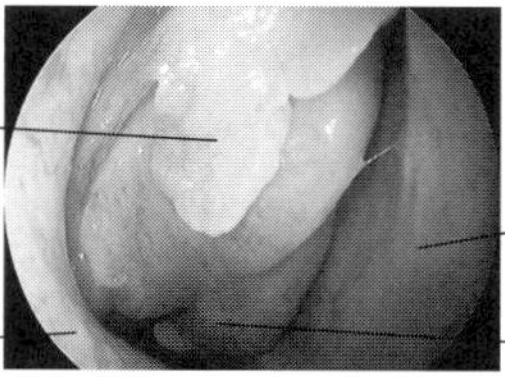

②シェーバーシステムで
鼻茸を除去

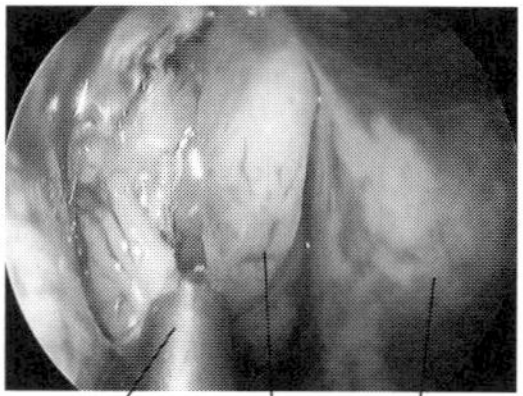

③終了時の所見(1)

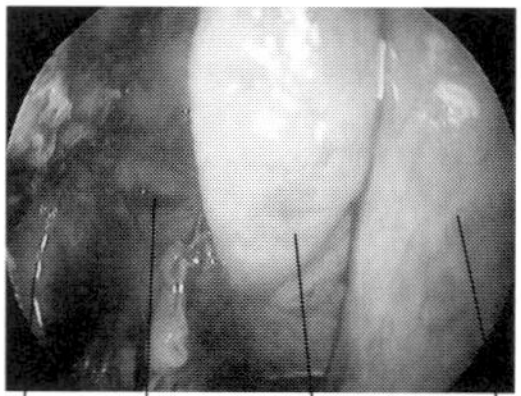

④終了時の所見(2)
（1）から少し奥へ

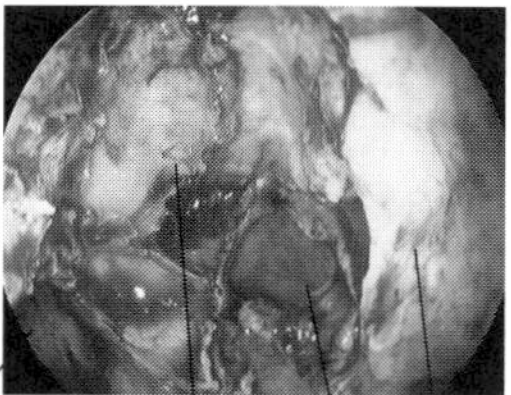

⑤終了時の所見(3)
70度斜視鏡で(2)の上を見る

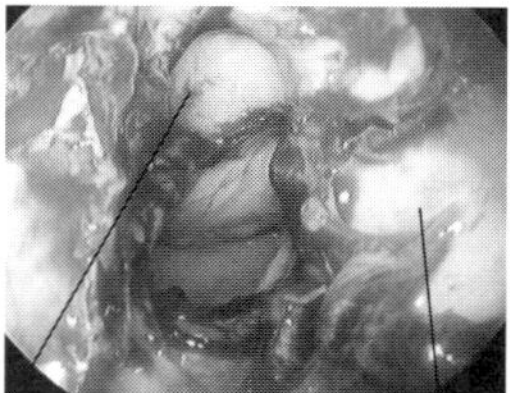

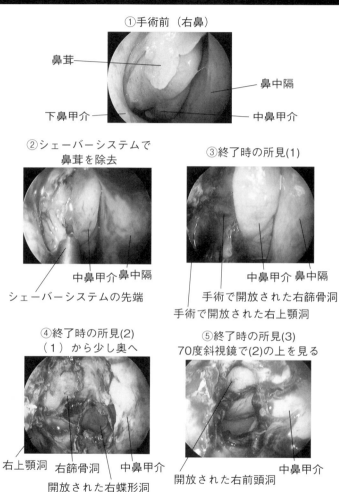

第7章

症例

日帰り手術で、人生が劇的に変わった！

ケース① T・Mさん

鼻中隔弯曲症

数十年、慢性的な鼻閉に悩まされ、
他院耳鼻科より手術目的で受診。

診 断

鼻中隔弯曲症、両下鼻甲介肥大、右中鼻甲介蜂巣

解 説

鼻中隔弯曲症のみならず肥厚性鼻炎もある典型的な例。両側の下鼻甲介骨が分厚いため、骨をとる粘膜下下鼻甲介骨切除術にて下鼻甲介を減量した。右中鼻甲介蜂巣が大きく、吸気時のルートが狭かったため、外側を切除し開放した（p54参照）。

術 後

鼻閉は消失。睡眠が深くなり、朝の目覚めがよくなった。術後2か月で終診。

術　前

右鼻　　左鼻

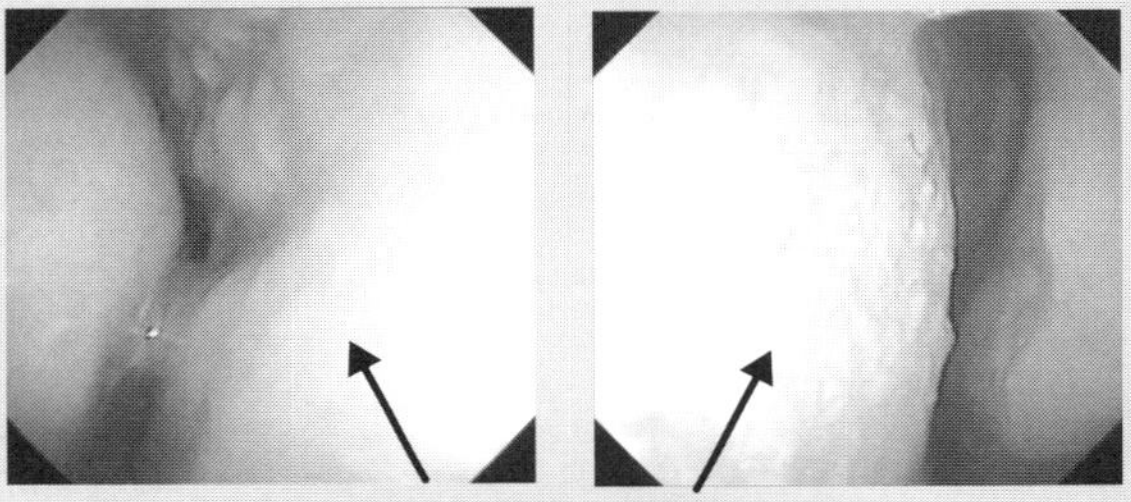

左に弯曲した鼻中隔

肥厚した右中鼻甲介

肥厚した右下鼻甲介

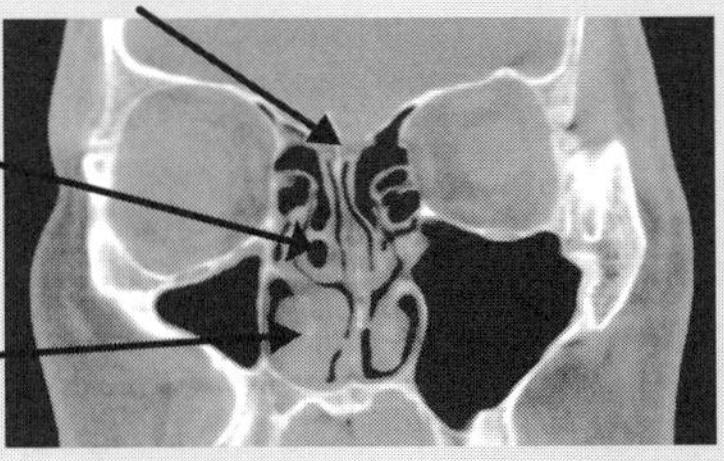

術　後

右鼻　　左鼻

粘膜下に下鼻甲介骨を
切除し減量

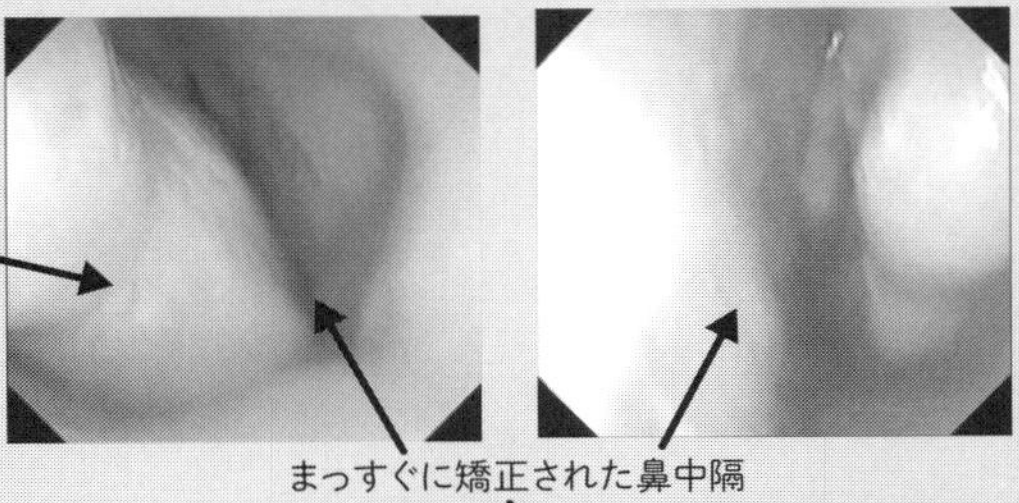

まっすぐに矯正された鼻中隔

中鼻甲介外側を切除し減量
中鼻道ルートを開放した（p54）

両側下鼻甲介切除し減量
後鼻神経も切断

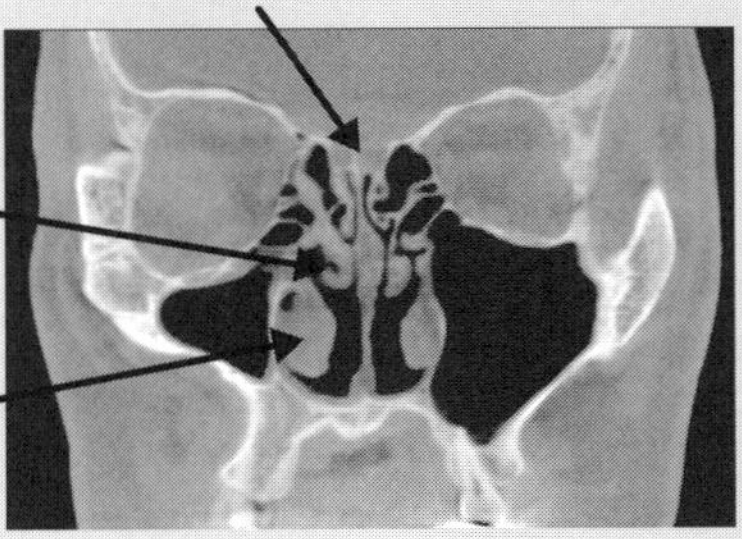

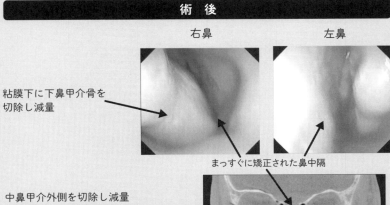

ケース② Y・Iさん

鼻中隔弯曲症、薬剤性鼻炎、アレルギー性鼻炎

慢性的な鼻閉、口呼吸、鼻汁が数十年あり来院。

市販の血管収縮剤点鼻を20年ほど使用していた。

診断

薬剤性鼻炎、鼻中隔弯曲症、アレルギー性鼻炎、
慢性副鼻腔炎（両上顎洞、篩骨洞、左前頭洞、左蝶形骨洞）

解説

初診時より血管収縮剤点鼻を中止。採血にて通年性+季節性アレルギー（スギ、ヒノキ、ブタクサ、ヨモギ、カモガヤ、真菌、ハウスダスト、ダニ）を認めた。

慢性副鼻腔炎をマクロライドにて治療。全体的な状態を改善した後、手術を行った。

鼻中隔矯正術、両後鼻神経切断術、副鼻腔炎は術前の治療でかなり改善し、両側の上顎洞のみにESSを行った。

術後

通年性アレルギーに対する内服も必要なくなり、
鼻閉、鼻汁、口呼吸消失。術後1か月半で終診。

術　前

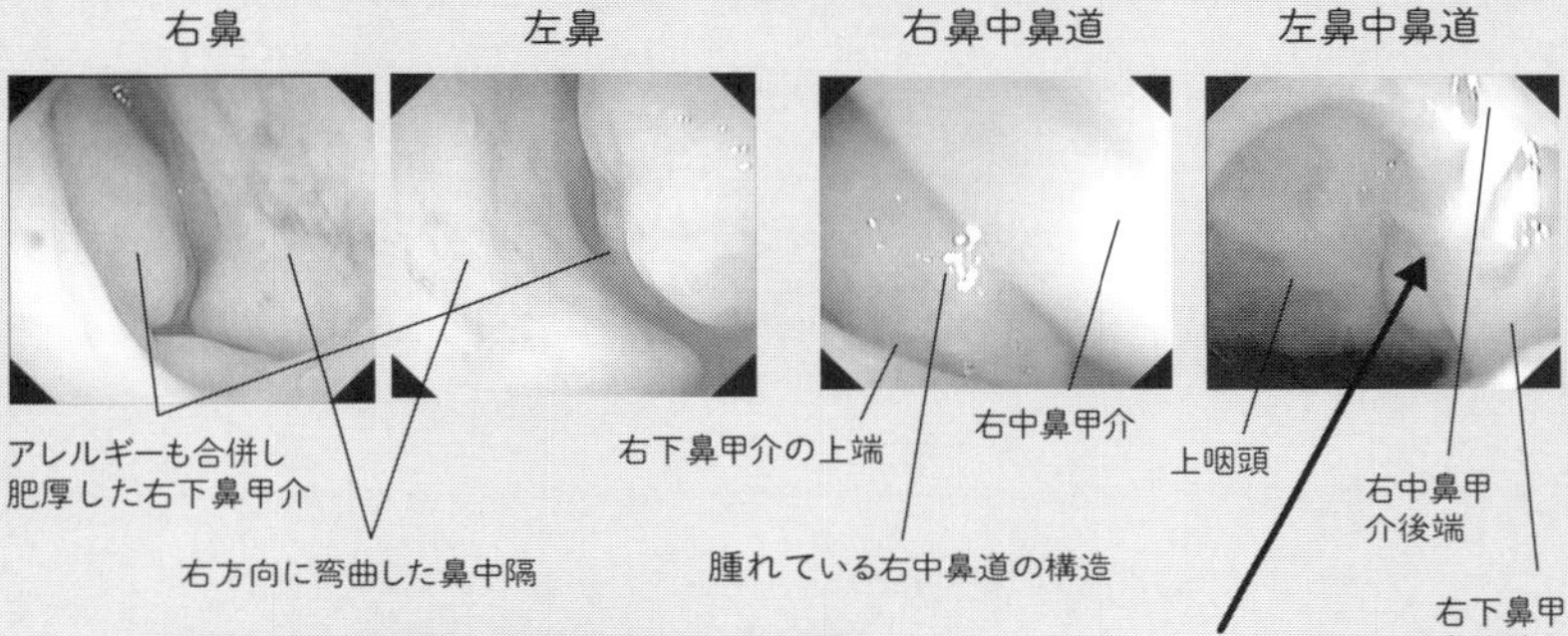

右鼻
左鼻
右鼻中鼻道
左鼻中鼻道
アレルギーも合併し
肥厚した右下鼻甲介
右方向に彎曲した鼻中隔
右下鼻甲介の上端
右中鼻甲介
腫れている右中鼻道の構造
上咽頭
右中鼻甲
介後端
右下鼻甲
介後端
上咽頭に
流れる膿汁

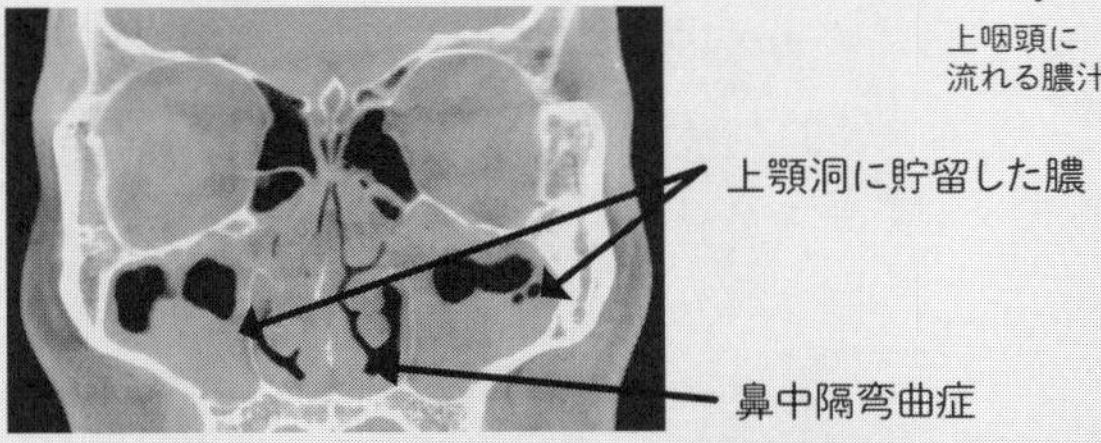

上顎洞に貯留した膿
鼻中隔彎曲症

術　後

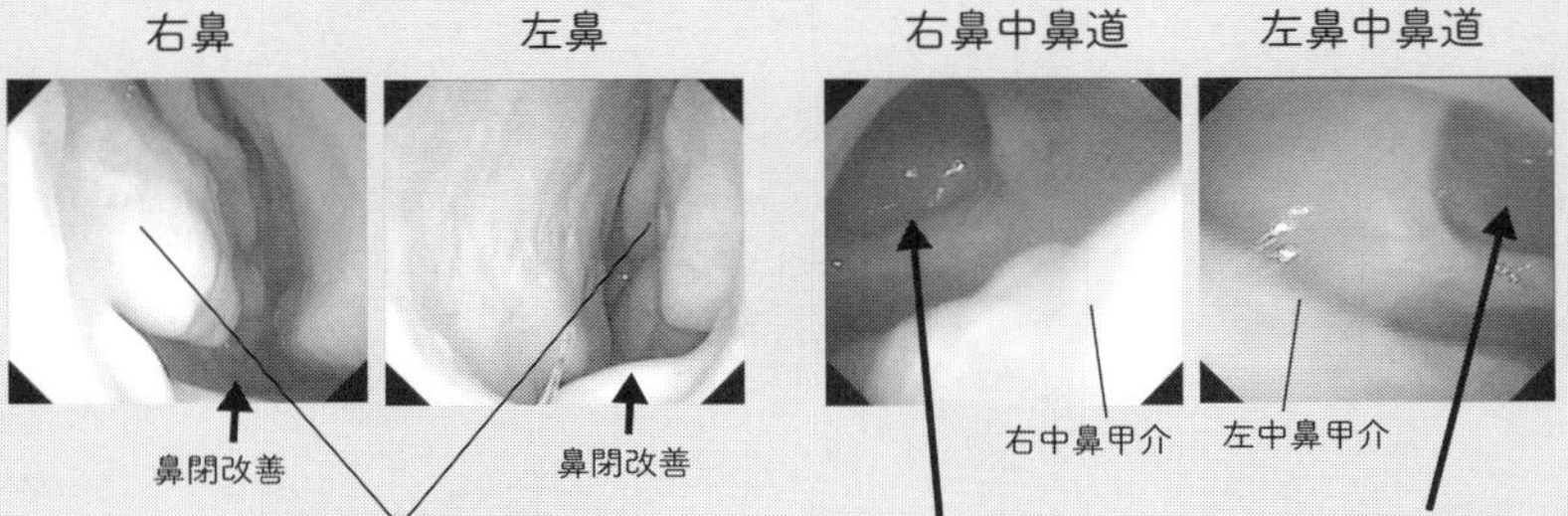

右鼻
左鼻
右鼻中鼻道
左鼻中鼻道
鼻閉改善
鼻閉改善
粘膜下に下鼻甲介骨を切除後
後鼻神経切断術
右中鼻甲介
左中鼻甲介
開放された右上顎洞
開放された左上顎洞

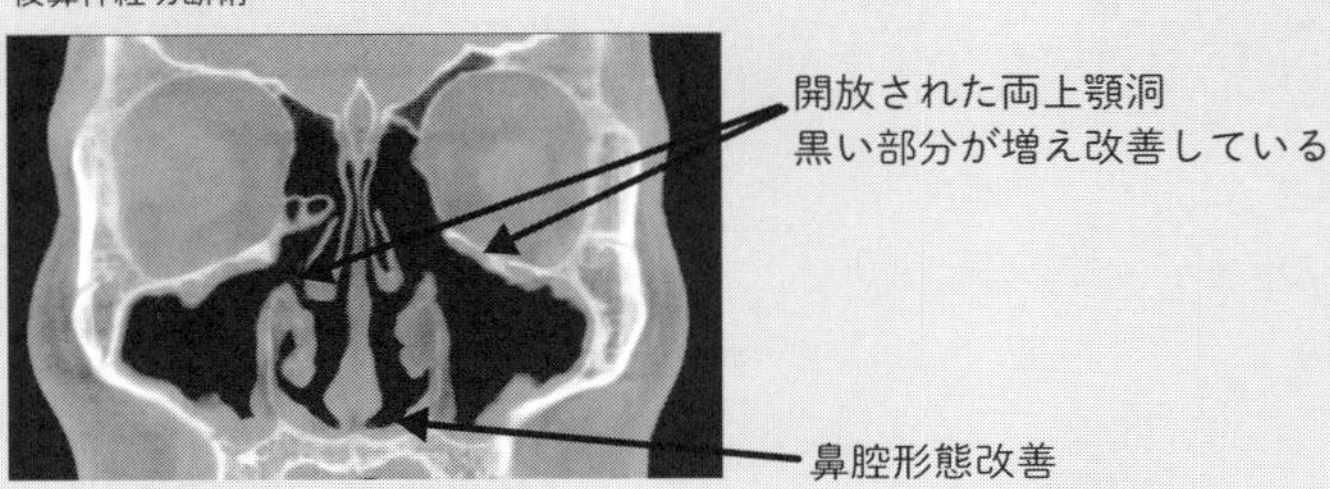

開放された両上顎洞
黒い部分が増え改善している
鼻腔形態改善

ケース③　R・Kさん

術後性頬部嚢胞

四十年前に副鼻腔手術（歯茎を切って行う昔の手術）を受けた。
左頬部（ほっぺ）の違和感をここ何十年も自覚していた。
他院耳鼻科にて外来処置をしていたが違和感が治らず、
セカンド・オピニオンを求めて当院を受診。

診　断

左術後性頬部嚢胞

解　説

昔の副鼻腔炎手術（副鼻腔根本手術）による術後性頬部嚢胞の典型的な経過。左上顎洞のあった部分に前後に2つ嚢胞ができている。鼻内に嚢胞の出口を作り、嚢胞内に何もたまらない状態にした。

術　後

違和感の消失。左頬部の腫れも引いた。
術後1か月半で鼻内安定。術後半年で嚢胞の閉鎖傾向なく終診。

術 前

正面像　　側面像

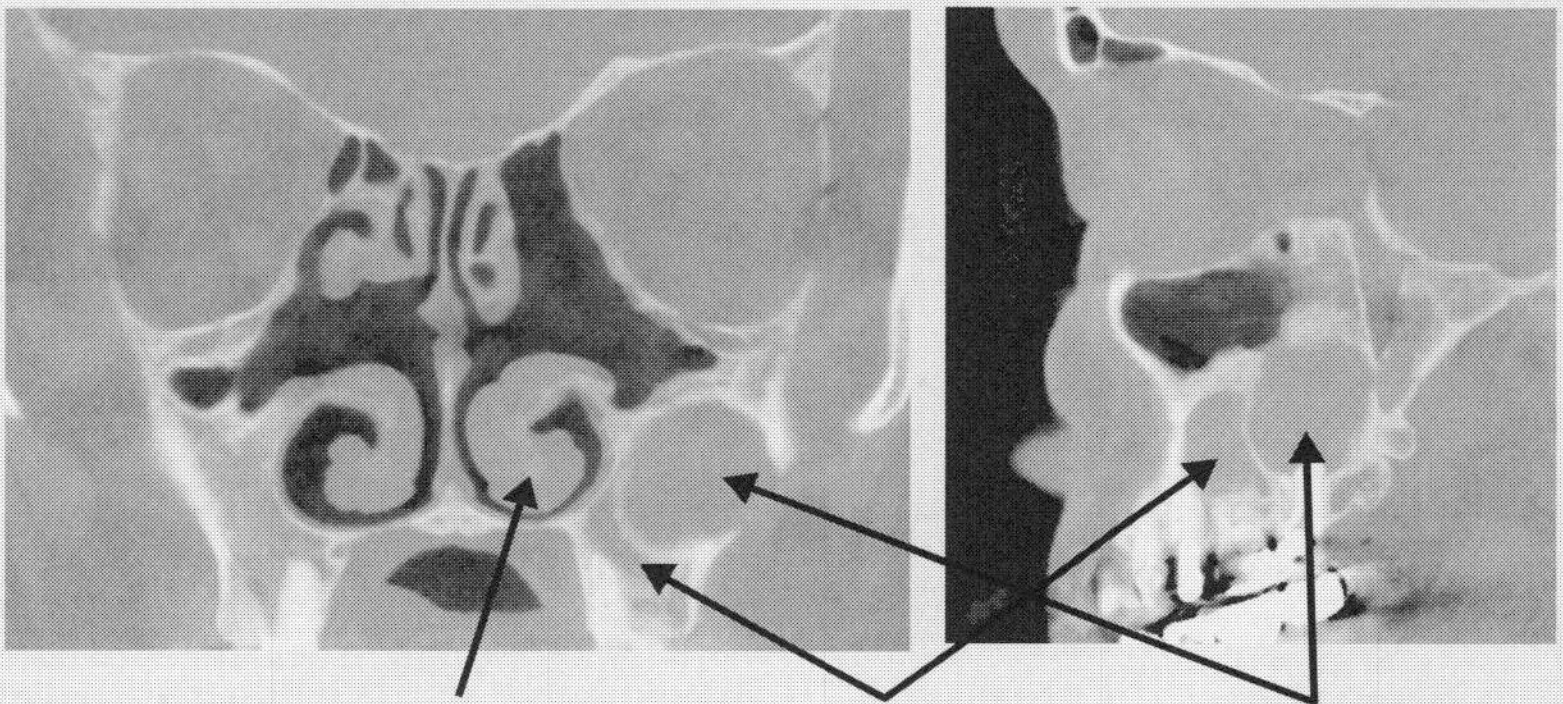

下鼻甲介　嚢胞1　嚢胞2

術 後

正面像　　側面像

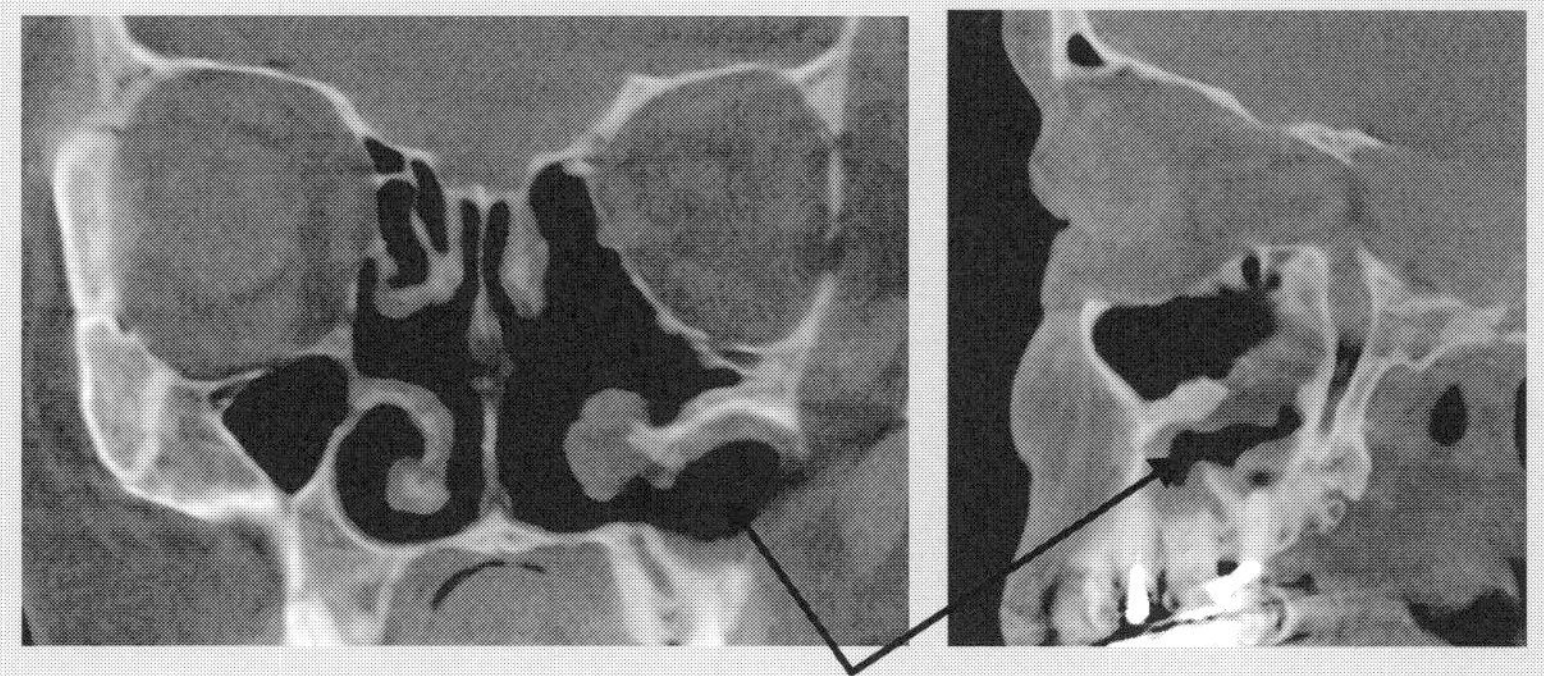

嚢胞が鼻内に開放されて中に何もたまらなくなった

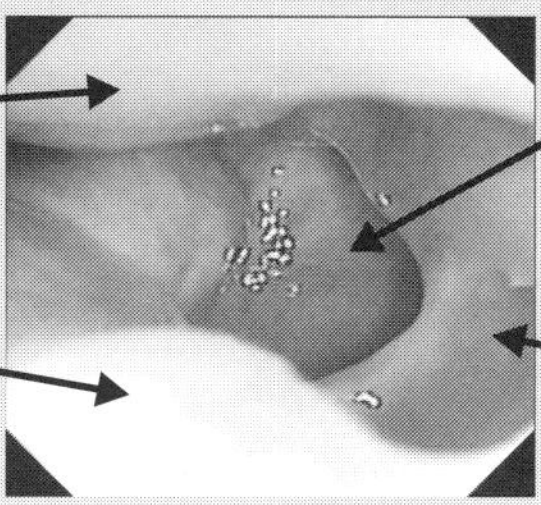

左下鼻甲介

左鼻腔の底

開放された嚢胞 2

開放された嚢胞 1

ケース④　A・Mさん

鼻茸

慢性的な鼻閉は自覚していたが、
自分ではそれほど悪いとは思っていなかった。
他の症状で来院し、電子スコープで病変を発見した。

診　断

鼻茸、左慢性副鼻腔炎

解　説

左鼻内に鼻茸が充満。奥が全く見えない。鼻茸は巨大でノド（上咽頭）に達しており右側からも見える。お子さんが小さく入院は難しいが、日帰りなら可能ということで手術を行った。

術　後

はじめて鼻が通った。夜間の睡眠が深くなった。
鼻をかんだ時に残った感じがしなくなった。
術後1年経過し、鼻茸の再発はない。

術　前

右鼻

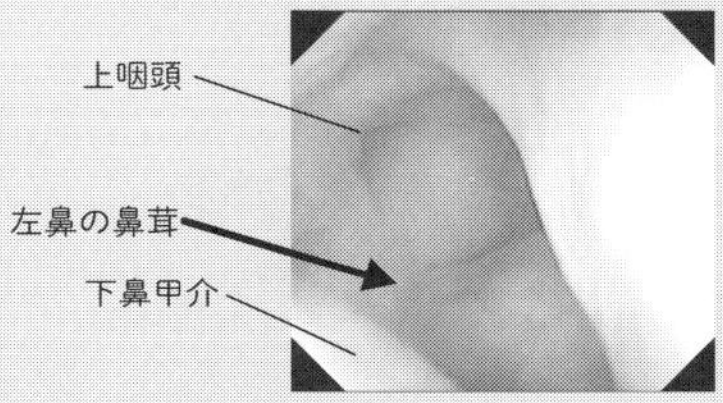

左鼻

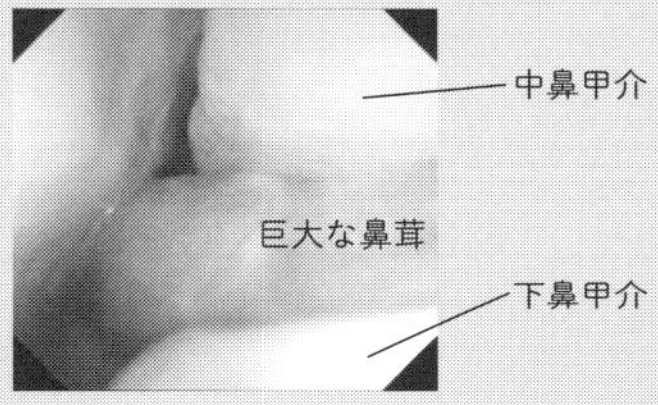

正面像

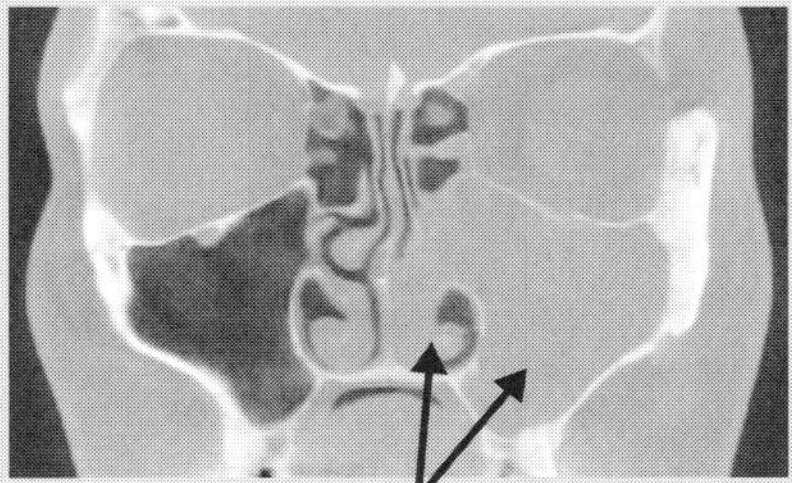

左鼻腔を塞いでいる鼻茸

側面像

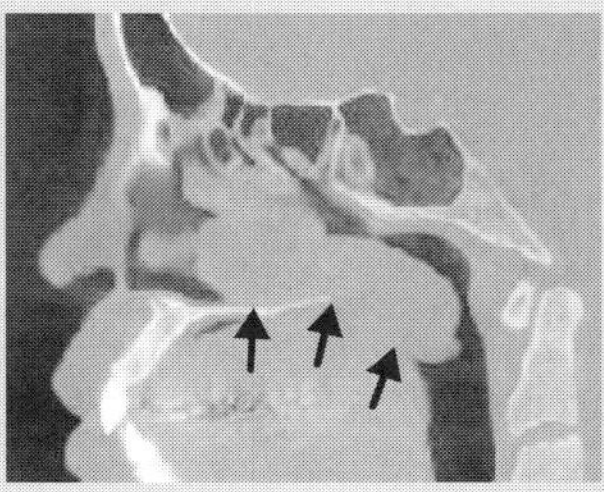

鼻茸はノド（上咽頭）にまで達している

術　後

左鼻

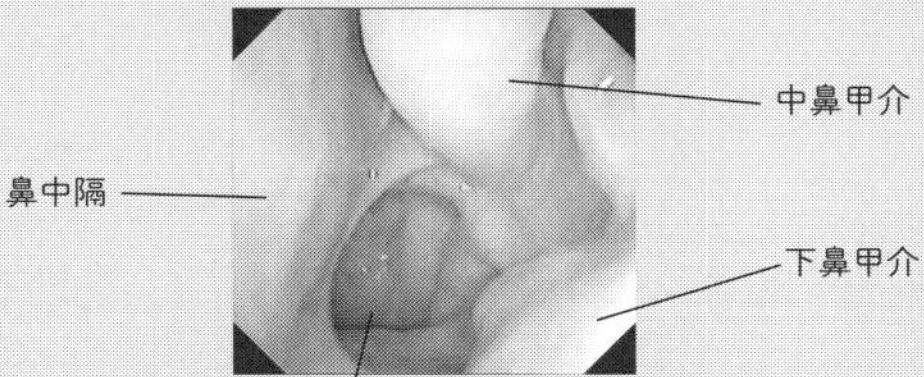

鼻茸がなくなり上咽頭が見える

正面像

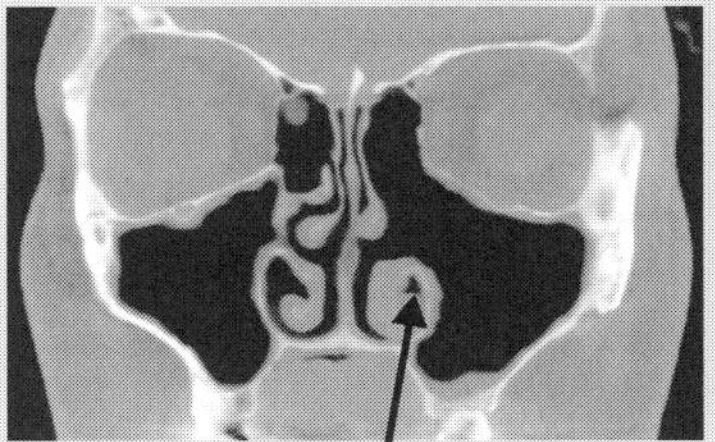

上顎洞を開放し鼻茸切除

側面像

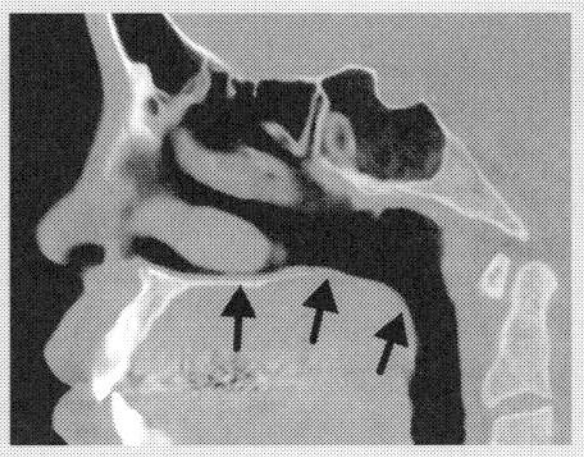

鼻茸は切除

ケース⑤　K・Tさん

副鼻腔真菌症

最近鼻汁、咳が多いと来院。
歯科医院で副鼻腔の炎症を指摘された。
アレルギー性鼻炎の症状でも長年悩んでおられた。

診　断

副鼻腔真菌症、アレルギー性鼻炎

解　説

初診時に電子スコープとCTスキャンにて真菌と診断した。採血にてスギ、ヒノキ、カモガヤの季節性アレルギー性鼻炎と診断。

手術にて真菌の塊を摘出し副鼻腔を徹底的に洗浄。同時に両側の後鼻神経切断術を行った。

術　後

鼻汁・後鼻漏・咳などの症状消失。術後4か月で終診。

術　前

右鼻

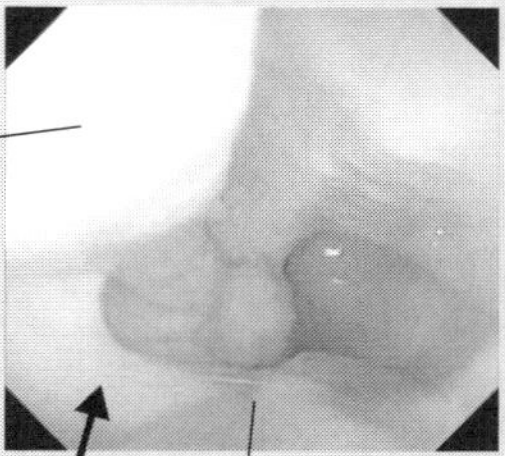

手術中の所見

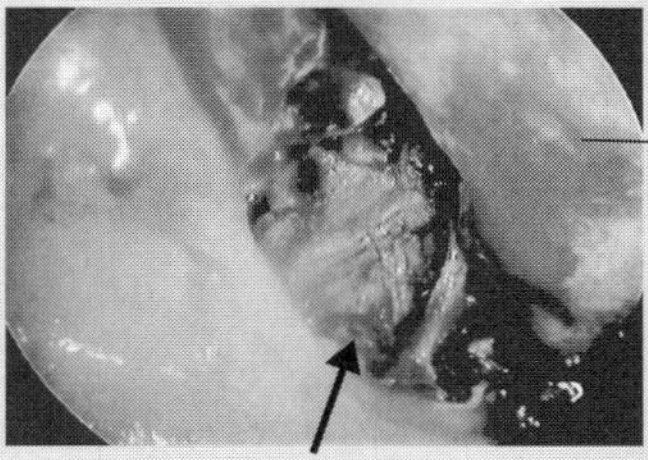

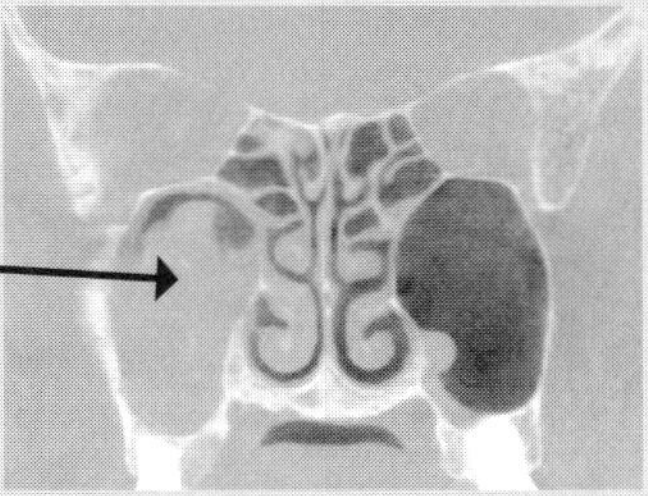

術　後

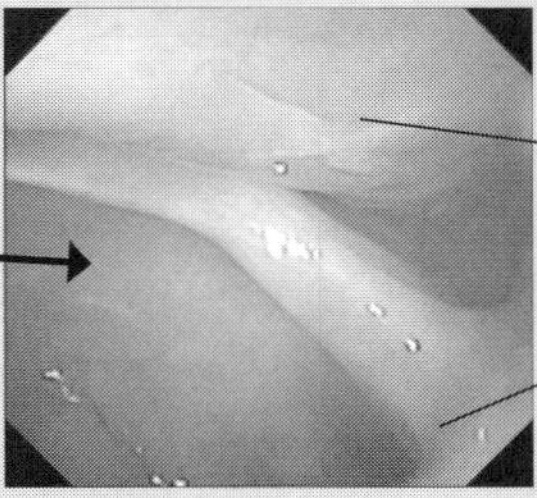

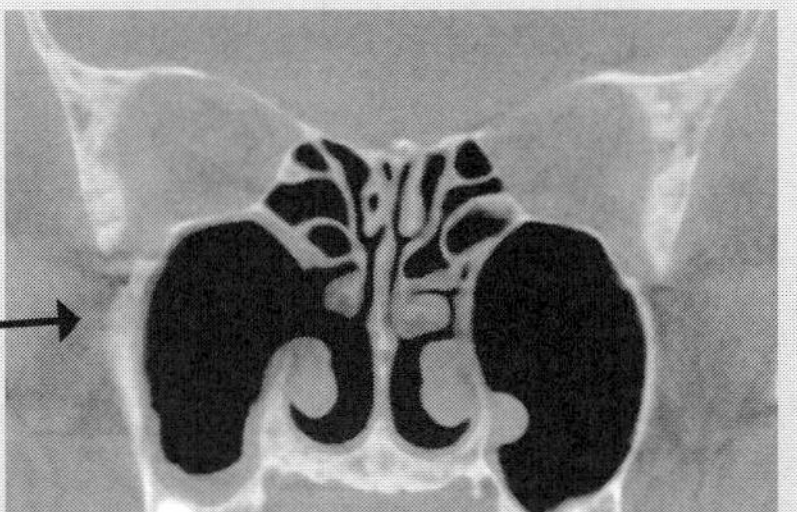

ケース⑥　Y・Hさん

歯性副鼻腔炎

異臭などの症状を認め
歯科通院するも根治せず、当院を受診。

診　断

歯性副鼻腔炎

解　説

CTにて上歯の根元の病気(歯根嚢胞)が見られた。その病変が副鼻腔に広がった歯性副鼻腔炎と診断。右側全ての副鼻腔に炎症があり、かなり重度な状態。歯科を紹介し原因となっている歯を抜歯。当院では、右鼻・副鼻腔内視鏡手術を行い全ての副鼻腔を開放した。副鼻腔粘膜は重度な炎症があった。

術　後

異臭消失。後鼻漏なども消失した。術後1か月半で終診。

術　前

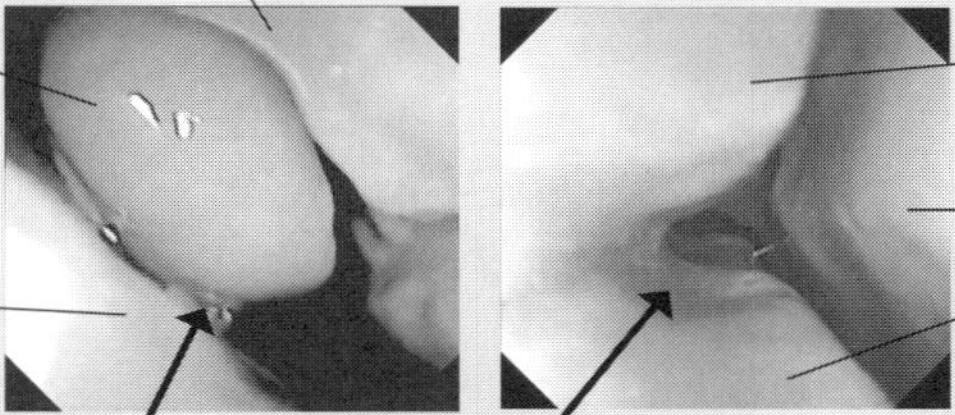
鼻中隔
中鼻甲介
下鼻甲介
中鼻甲介
鼻中隔
下鼻甲介
炎症で腫れて、膿が流出している

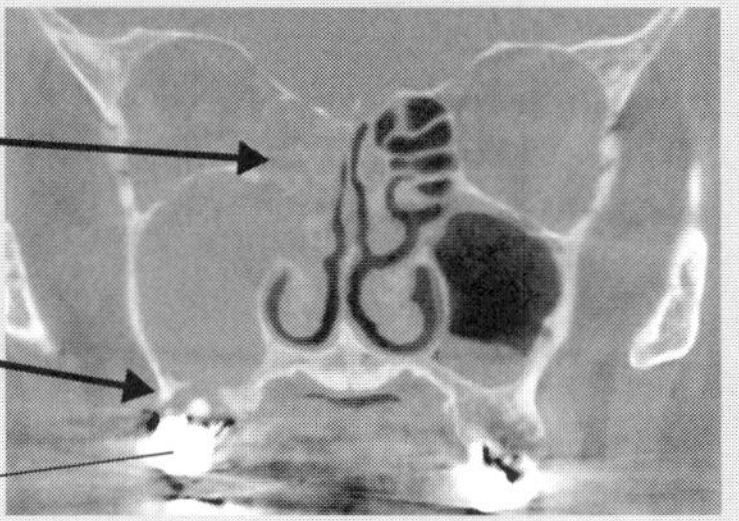
歯の根元からの炎症が
広範囲に広がっている
歯の根元に陰影があり
骨を破壊して上顎洞に
つながっている
歯

術　後

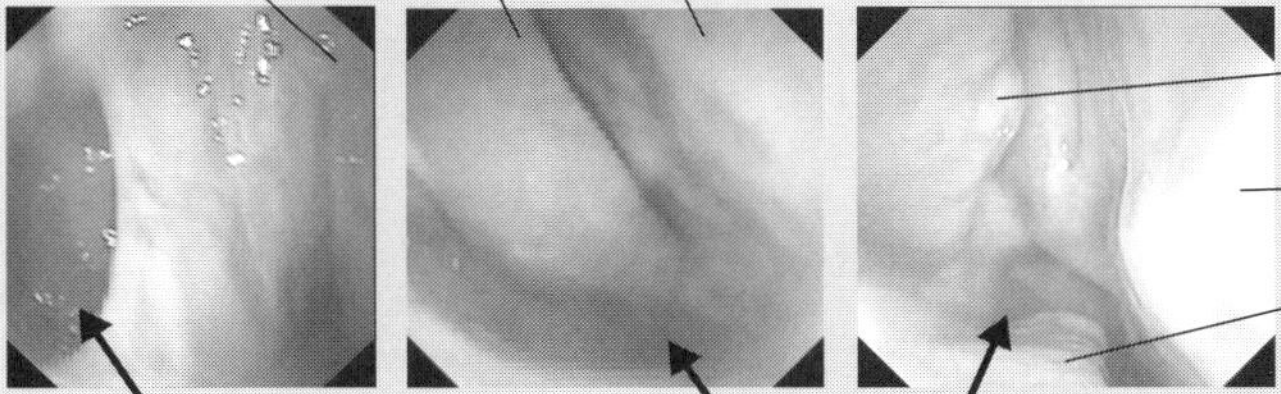
中鼻甲介
中鼻甲介
鼻中隔
中鼻甲介
鼻中隔
下鼻甲介
開放された上顎洞、炎症も軽快
炎症が引き、腫れ、膿が消失

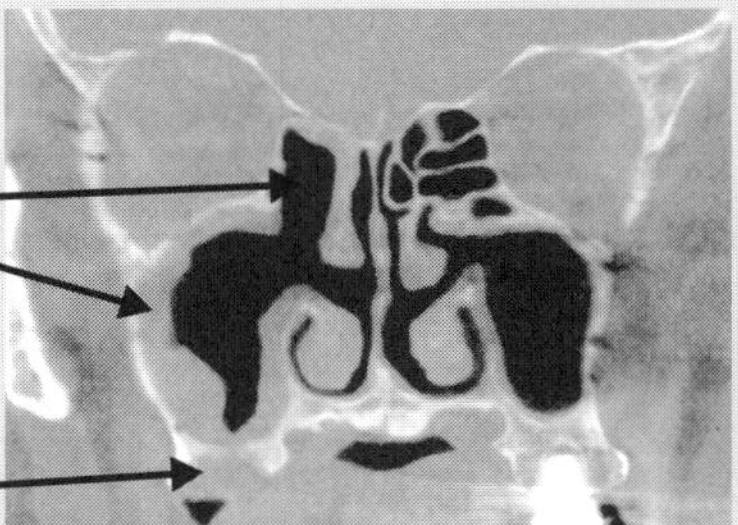
ダメージを受けた副鼻腔を開放
陰影が消失している
抜歯後

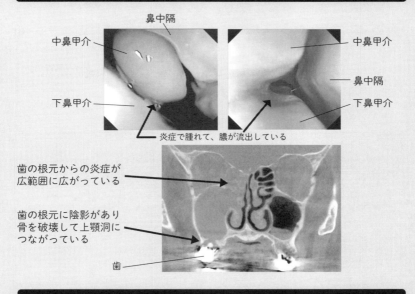

ケース⑦　Y・Nさん

上顎洞異物

5年間、左側の副鼻腔炎を繰り返しており、
手術目的にて紹介受診。
左の頬部違和感が頻回に起こっていた。
また慢性的な鼻閉も自覚していた。

診　断

左上顎洞異物、両肥厚性鼻炎

解　説

電子スコープでは中鼻道に少し鼻水を認める程度。CTでは、上顎洞に異物のような陰影を認めた、異物による副鼻腔炎と診断した。異物は手術にて摘出した。異物は真菌で覆われていた。鼻閉に対する両側の粘膜下下鼻甲介骨切除術も同時に施行した。異物は歯科治療で用いられる材料（ガッタパーチャポイント）であった。

術　後

頻回に感じていた違和感が全くなくなった。
鼻閉改善。術後2か月で終診。

術　前

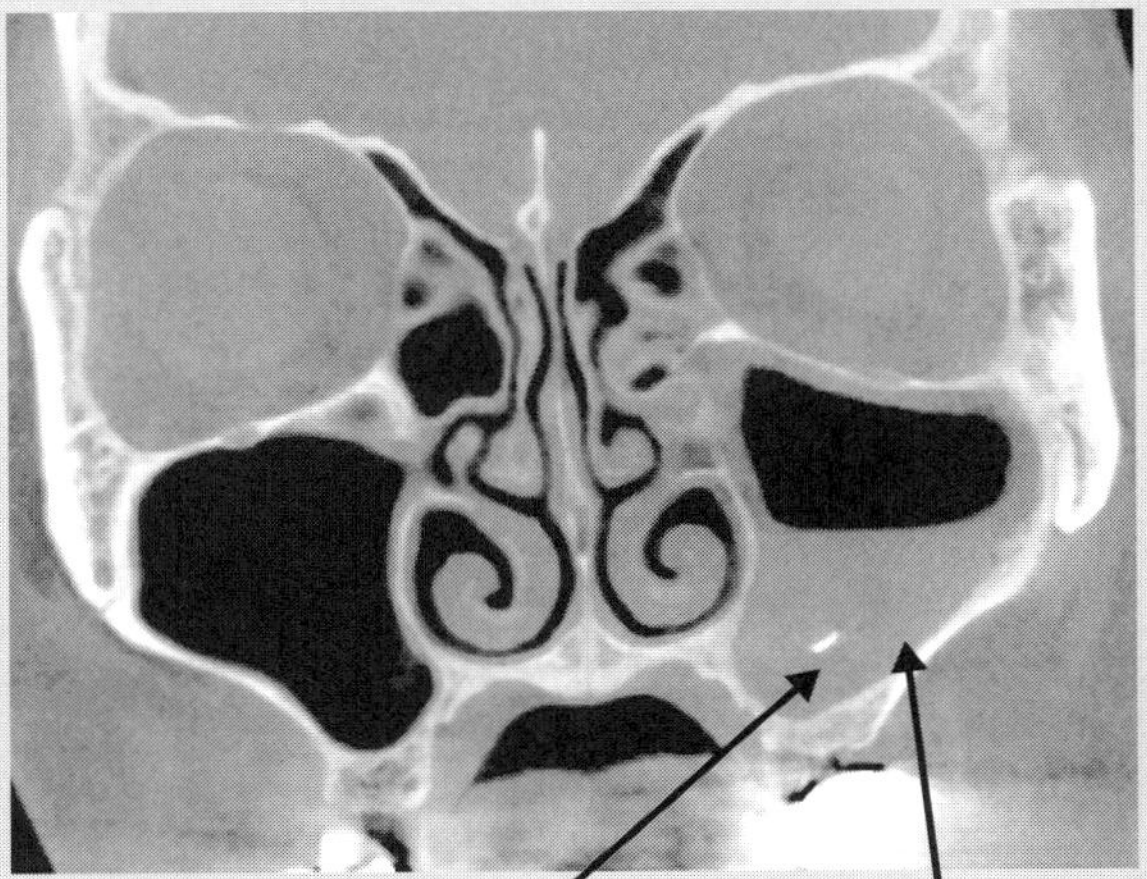

左上顎洞内の異物

異物による副鼻腔炎

術　後

術後CT　開放された両上顎洞
黒い部分が増え改善している

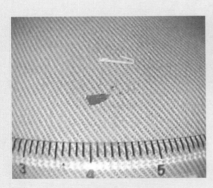

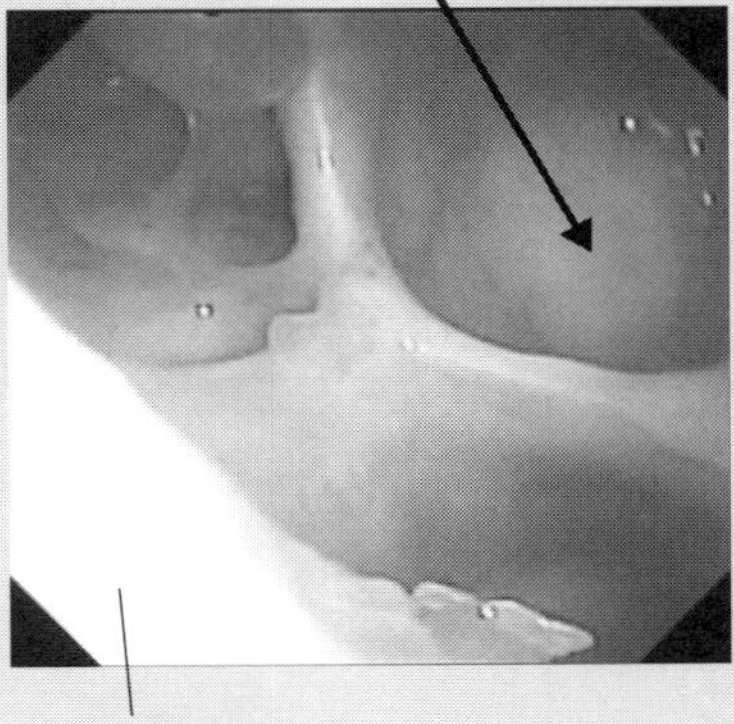

摘出された歯科治療での異物

左中鼻甲介

ケース⑧　T・Sさん

慢性副鼻腔炎

20代から副鼻腔炎をくり返し、
頭痛や体のだるさを長年に渡り自覚していた。
最近頻度が増し、仕事ができない状態が続いていた。

診　断

慢性副鼻腔炎、鼻茸、鼻中隔弯曲症、両肥厚性鼻炎

解　説

鼻腔形態が悪く奥が観察しにくい状態であった。電子スコープで詳細に見ると左右鼻内に鼻茸が見られた。CTでは全ての副鼻腔に炎症がみられる。鼻中隔弯曲症、両粘膜下下鼻甲介骨にて鼻腔形態を整え、ESSで全ての副鼻腔を開放清掃。鼻茸もすべて除去。

術　後

数日後には頭痛、だるさが消失。職場にも復帰できた。
数か月おきに慎重にフォロー中。

術　前

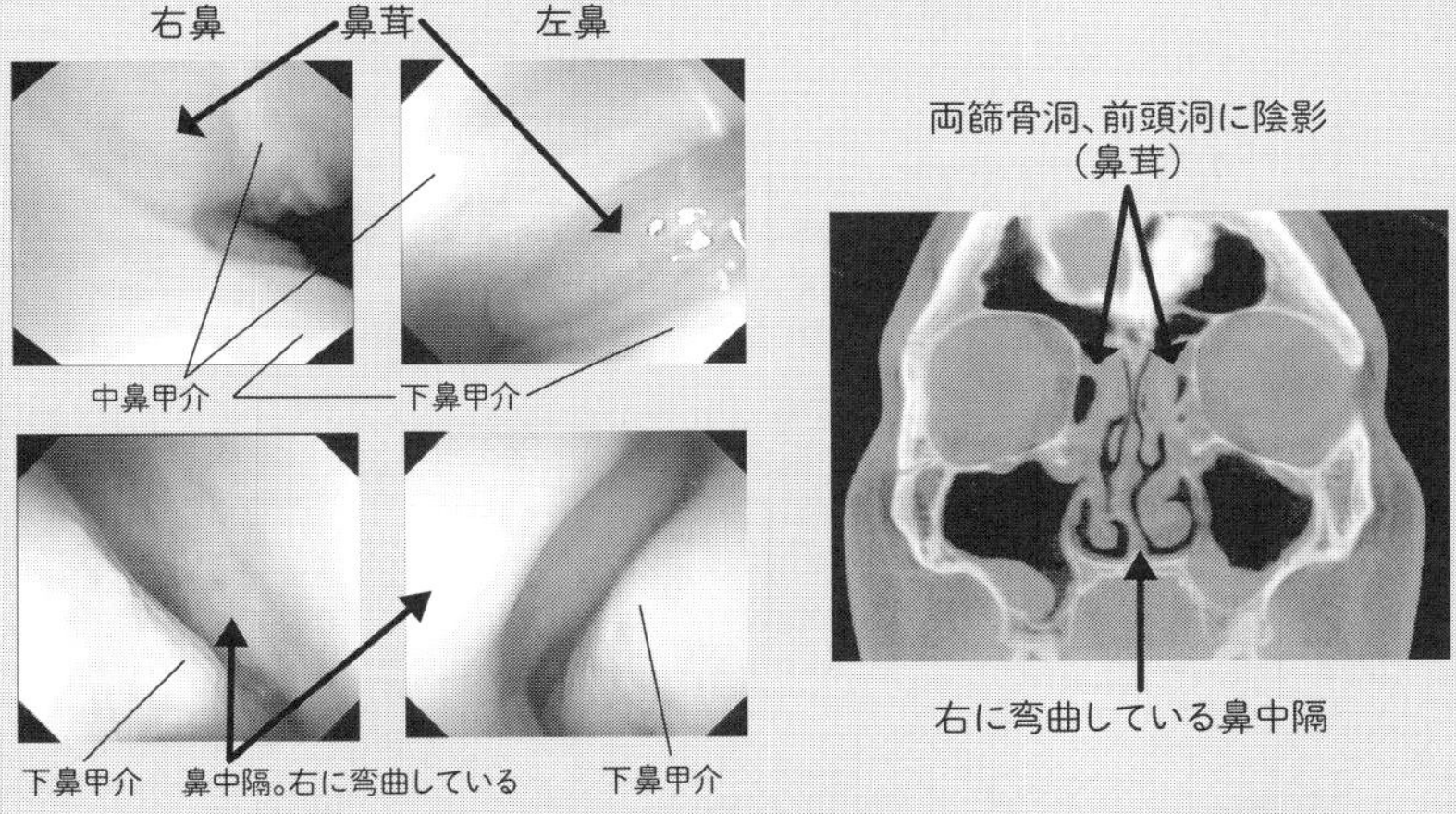

右鼻
鼻茸
左鼻
両篩骨洞、前頭洞に陰影
（鼻茸）
中鼻甲介
下鼻甲介
右に弯曲している鼻中隔
下鼻甲介
鼻中隔。右に弯曲している
下鼻甲介

術　後

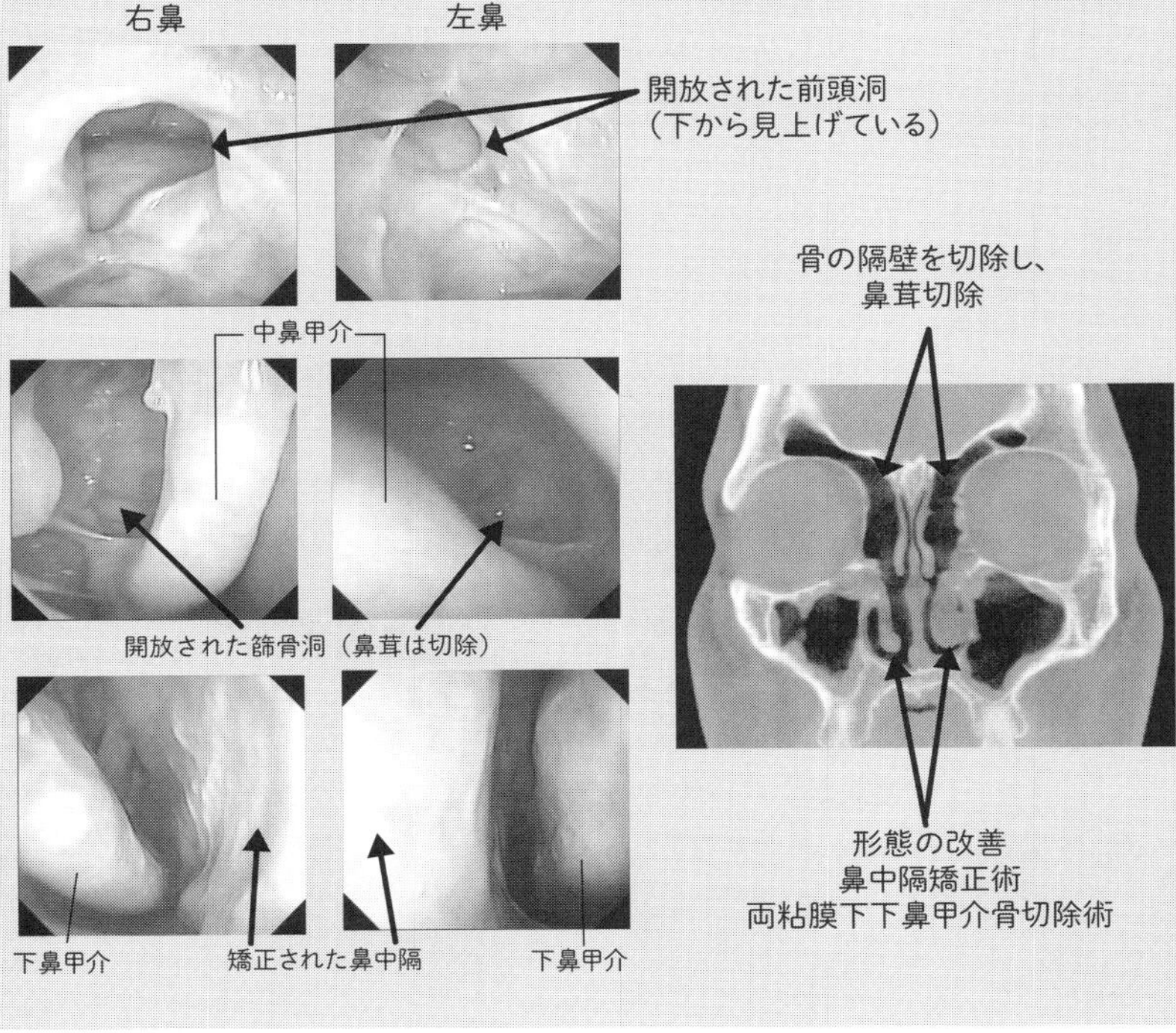

右鼻
左鼻
開放された前頭洞
（下から見上げている）
骨の隔壁を切除し、
鼻茸切除
中鼻甲介
開放された篩骨洞（鼻茸は切除）
形態の改善
鼻中隔矯正術
両粘膜下下鼻甲介骨切除術
下鼻甲介
矯正された鼻中隔
下鼻甲介

ケース⑨　K・Mさん

好酸球性副鼻腔炎

5年ほど前より慢性的な鼻汁、鼻閉、嗅覚障害を自覚。
気管支喘息を合併。副鼻腔炎、両側中耳炎の診断はされていた。
中耳炎に対しては他院総合病院にて鼓膜チューブを留置されていた。
副鼻腔炎の手術は勧められていなかった。
手術で治るのか知りたく来院。

診　断

好酸球性副鼻腔炎、鼻中隔弯曲症、両肥厚性鼻炎

解　説

鼻内にはムチン性といわれる粘り気の強い鼻汁が見られた。粘膜は浮腫状で好酸球性副鼻腔炎を強く疑う所見であった。鼻腔形態も悪く鼻閉の原因になっていた。

鼻中隔矯正術、両粘膜下下鼻甲介骨切除術を施行。ESSで全ての副鼻腔を開放した。副鼻腔全体に渡り粘膜がブヨブヨの浮腫状。障害の強い粘膜は可能な限り除去した。手術後の病理組織検査で好酸球性副鼻腔炎と確定診断し、難病認定。

術　後

気管支喘息の症状改善、嗅覚改善、鼻閉消失。
中耳炎も軽快し鼓膜チューブは必要なくなった。
時に鼻茸や嗅覚障害が悪化するが、その度にステロイドの短期投与にて改善。
外来にて定期的に経過観察中。

術　前

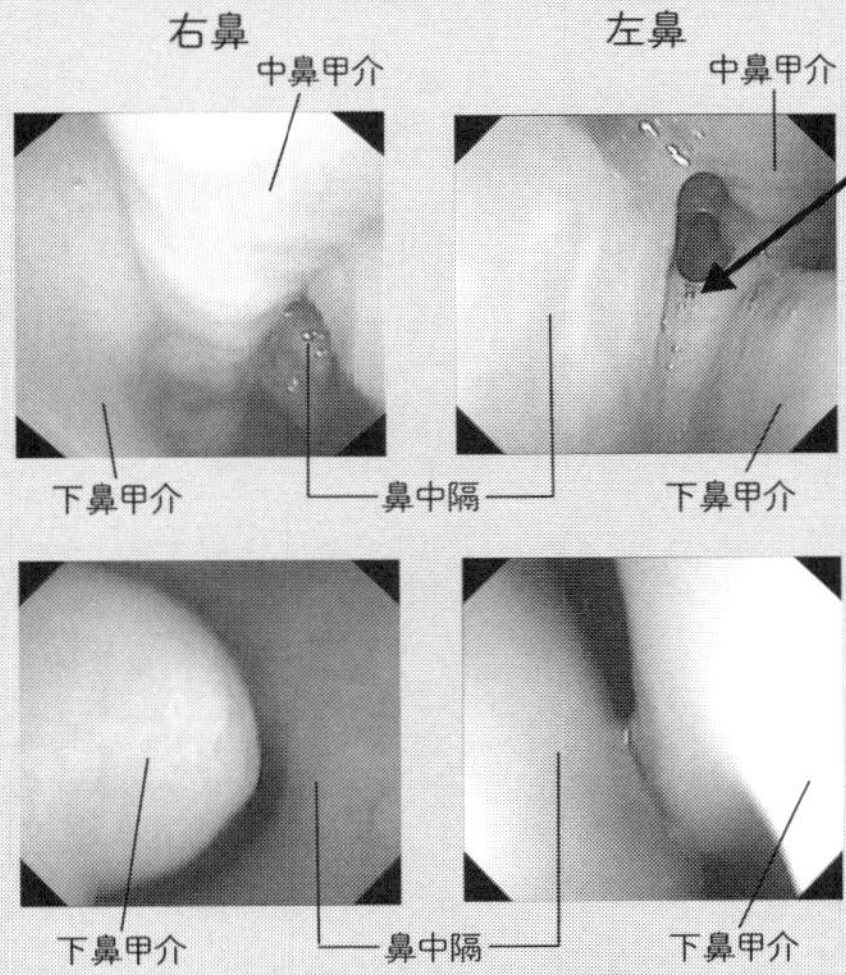

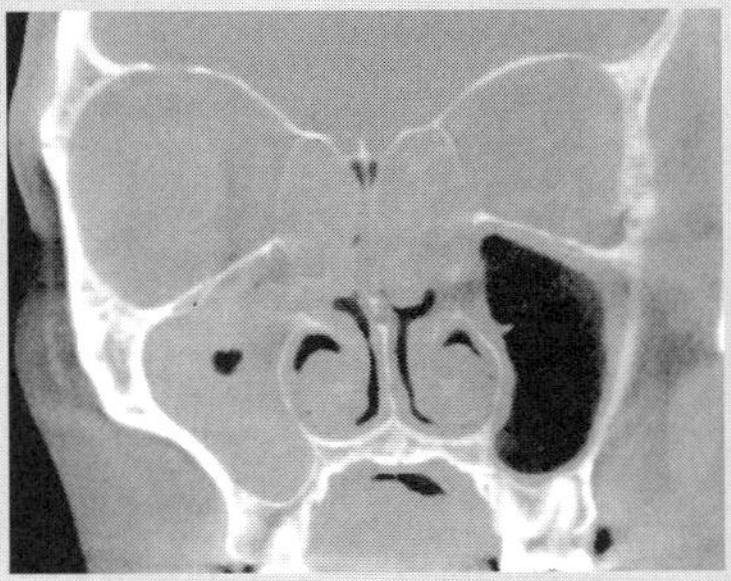

術　後

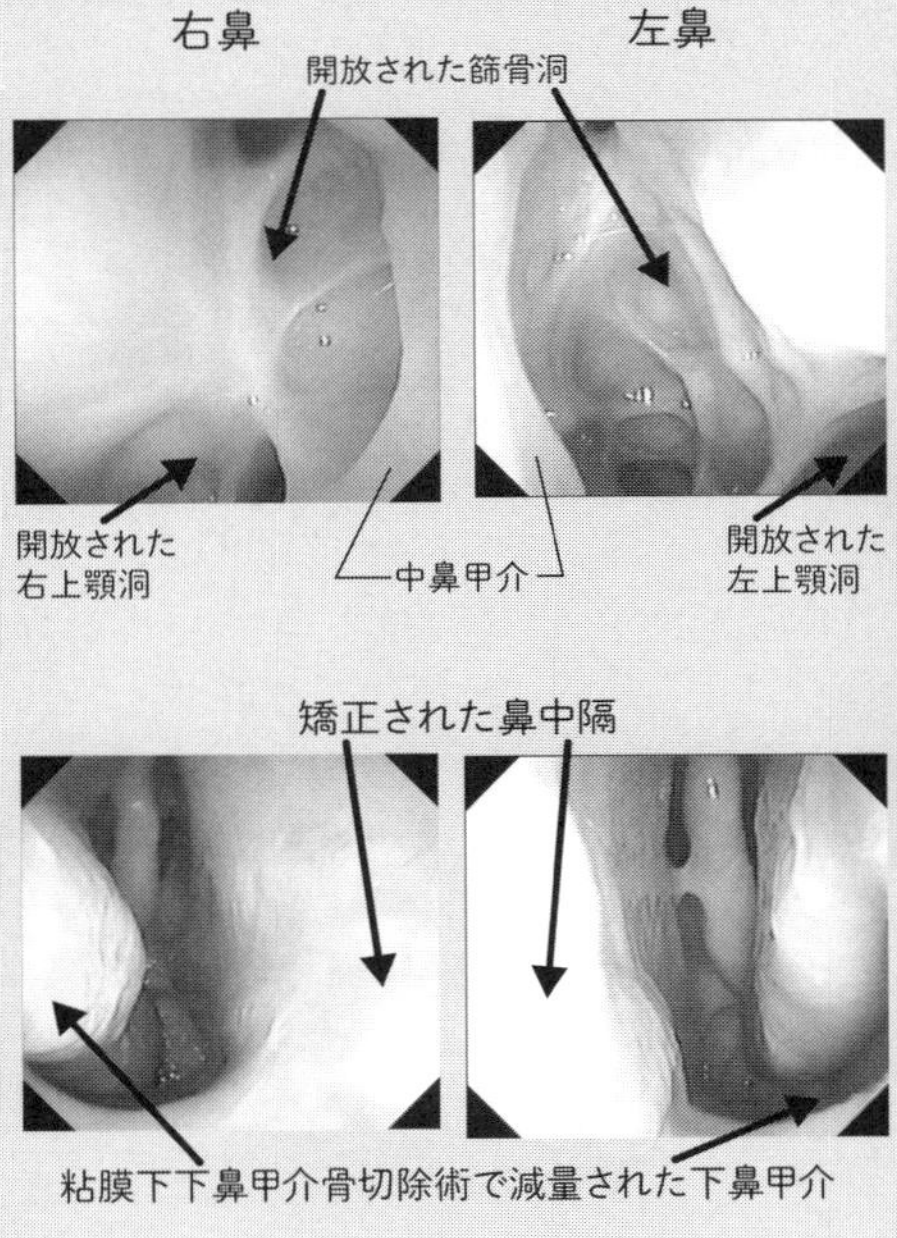

副鼻腔は
すべて開放し清掃

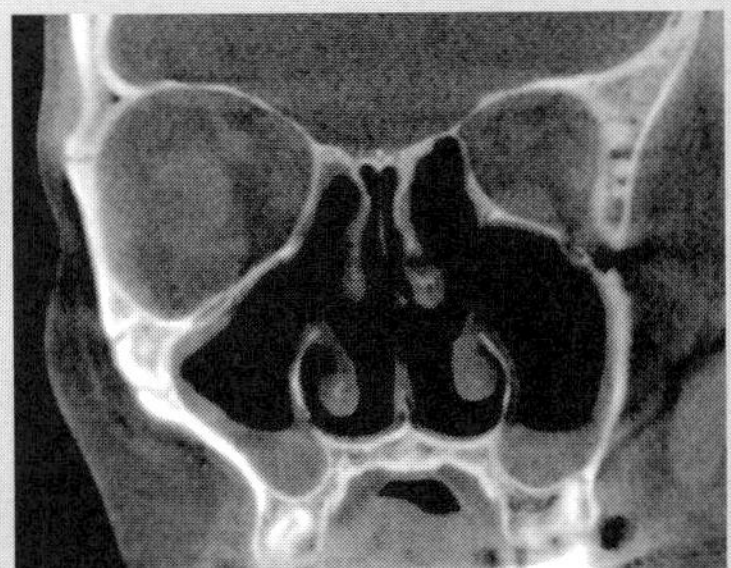

形態の改善
・鼻中隔矯正術
・両粘膜下下鼻甲介骨切除術

第8章

当院の日帰り手術はこうして受ける

当院の日帰り手術は、「1回の治療で治しきる」がモットー

鼻・副鼻腔の病気を治すには、大きく三つに分けて考えるとよいとお伝えしてきました。

アレルギー性鼻炎（レーザー手術・後鼻神経切断術）
鼻腔形態（鼻中隔矯正術・下鼻甲介手術）
副鼻腔炎（内視鏡下鼻副鼻腔手術）

三つに分けるとはいっても、同じ鼻の中で起こっている病気ですし、お互い関連もしています。ですので、一度の手術で全てを解決できるのが理想です。そうすることで来院回数が減り、患者さんの負担が少なくてすみます。しかし、一つひとつは時間がかからない手術でも、積み重なると、どんどん時間を取ります。しかも鼻は左右両側あります。とにかく段取りよく手術を進めなくてはなりません。

当院では当初からこの課題に取り組んできました。当院の手術は局所麻酔で、しかも日帰りです。局所麻酔・日帰りで鼻・副鼻腔手術を行うクリニックは他にもありますが、副鼻腔炎の手術も含めて両側同時に高いレベルで手術を行えるクリニックとなると、全国的にもかなり限られてきます。

1回の治療で治しきる手術。

当院の日帰り治療では、これを目指しています。

「他の医院では入院が必要といわれました。先生はなぜ日帰りでできるのですか？」

と聞かれることがあります。

まず医療技術・医療機器の進歩が大きいと思います。当院は手術を午前診・午後診の間に行っています。日帰り手術だから簡単なんてことはありません。むしろ技術的に求められることは多くなってきます。安全に、効率よく、質の高い手術を行うため、当院では最新の医療機器を積極的に導入しています。

手術の技術を習得するのは簡単ではありません。しかし「道具」一つで手術の質が上がるなら、その医療機器がいくら高くても、私は安いものだと思います。

しかしながら道具をそろえても手術ができるわけではありません。治療手段としての手術の重要性はどの耳鼻医もわかっていることです。幸運にも私の周囲には日帰りや短期入院の手術を理想とし日々切磋琢磨している耳鼻科医が大勢います。定期的に集まり、手術の手技について熱い議論を戦わせています。より高いレベルを目指して皆、貪欲です。こういうことの繰り返しで手術は洗練されていきます。

常に、「どのようにすればよりよい手術ができるのか?」を考えて、日帰り手術をより洗練されたものにすべく努力しています。

局所麻酔・日帰り手術のメリット

患者さんの声をお聞きすると、手術を〝入院期間〟で躊躇してしまう方がおられました。

「あまりにもつらいから手術を考えていたけど、入院がね。でもここは日帰りだから、手術を受ける決心がついた」

「他の耳鼻科でも手術をすすめられたけど、1週間入院と聞いてあきらめました。ここは日帰り手術と聞いて、相談にきました」

当院の日帰り手術を希望される方、手術の相談に来院される方には、こういわれる方もおられます。

当院の日帰り手術には、主に以下のようなものがあります。

・急性・滲出性中耳炎の手術……鼓膜切開術、鼓膜チューブ留置術
・慢性中耳炎の手術……鼓膜形成術
・アレルギー性鼻炎の手術……下鼻甲介レーザー焼灼術、後鼻神経切断術
・鼻腔形態の手術……鼻中隔矯正術、下鼻甲介手術
・慢性副鼻腔炎（蓄膿症）の手術……内視鏡下副鼻腔手術（ＥＳＳ）

総合病院のような大きな病院でも、昔に比べると入院期間は随分短縮されています。それでも鼻・副鼻腔の手術は約１週間位の入院が多いのではないでしょうか。小回りのきく有床診療所で１泊２日での手術をされている所もあります。１泊２日なら短期滞在手術といえるでしょう。しかし、１週間ともなると短期滞在手術とはいえません。それらと比較

すると、「数時間で終わる」日帰り手術は究極の短期滞在手術になります。

局所麻酔・日帰り手術には、多くのメリットがあります。

- 局所麻酔手術は全身麻酔に比べて出血が少ない。
- 短時間の手術で、辛かった悩みから解放される。
- 手術の日には自宅に帰れ、仕事や学校の休みを最小限にとめられる。
- 主婦なら、入院による家事、子育てへのしわ寄せが少ない。

いまお話ししたようなメリットがあるため、当院では次のような方が日帰り手術を希望されます。

- 薬による治療で治らない。
- アレルギー免役療法を長くやりたくない。
- 結婚が決まり、結婚式までにつらい鼻症状を治したい。

・結婚を控え、妊娠中は薬を使いたくない。
・就職や受験を控え、薬や通院を減らしたい。
・不快な鼻の症状が治らない。集中力を高め、バリバリ仕事をしたい。
・睡眠時無呼吸症候群と診断され、口呼吸を治したい。

アレルギー性鼻炎でも、副鼻腔炎でも、日帰り手術で治療できるとしたらいかがでしょうか。

本書を書いた最大の理由は、このことを知っていただきたかったからです。

普段は一般外来で患者さん一人ひとりに手術の説明をしています。本書を読んでいただければ、日帰り手術のメリットをより理解していただけるうえ、あいた時間をお待ちいただいている患者さんの診察に充てられると考えました。これも、本書を書いた理由の一つです。

手術希望でも手術を受けられないケースがあります

◉ **手術に支障がでる持病がある場合**

・重篤な病気をお持ちで、手術そのもののリスクが高すぎる。
・心臓の病気などで、血液をサラサラにする薬（抗凝固剤）を飲んでいる。

この場合、手術前後にお薬を休めるならば手術可能です。薬の中止が不可能であれば手術はできません。

こうした場合は、入院による手術前後の管理が必要になりますので、信頼できる病院にご紹介させていただくことになります。

◉ **年齢によって、手術が難しいケース**

「年齢によって、日帰り手術が受けられないことはあるのですか？」

患者さんから、よくこの質問を受けます。

年齢が高いとはいっても、最近は肉体年齢が若くお元気な方が多いです。手術をする範囲、肉体年齢、合併症、家族の状況等、総合的に考えて当院で手術するのか、大きな病院にご紹介するのか、お薬のみがよいのか。その判断は時に悩ましいですが、まずは患者さんとじっくり相談させていただきます。

年齢的なことでいえば、小児も難しいケースが多いです。

「学校の勉強を考えると、手術させたい」

「受験があるので、手術を受けさせたい」

ご両親から、子供さんの手術について相談があります。ポイントは手術中に動かないかどうかです。アレルギー性鼻炎の下鼻甲介レーザー焼灼術は、比較的小さな子供さんでも手術は可能ですが、動かれてしまうとできません。中学生や高校生になれば大体可能です。ともかくまずは診断です。手術が治療の全てではありません。最適の治療法を考えさせていただきます。

下鼻甲介レーザー焼灼術はこうして受ける

◉外来で、採血してアレルギー検査を行う

まずは外来で来院していただき、検査です。電子スコープ、採血、状態によってはＣＴ撮影を行います。レーザーを希望されて来院される患者さんの中には鼻腔形態異常や副鼻腔炎など、別の病気が隠されていることも多く、他の治療方法をおすすめするケースもあります。まずは診断が大事なことはもうおわかりですね。

◉手術可能で手術希望であれば、手術日を決める

検査の結果を見て、治療法を相談します。手術が可能で下鼻甲介レーザー焼灼術を希望であれば、まず手術日を患者さんと相談して決めます。

◉手術当日のスケジュール

手術の当日は、予約時間に来院していただきます。

手術前に、鼻内にガーゼ麻酔を行います。麻酔は15分ほどで効き、手術は10分程度で終わります。レーザー治療は手術とはいっても短時間で終わりリスクも少ないため、手軽に受けていただけます。出血などの問題がなければ、帰宅していただきます。

◉１週間後に、術後処置（カスやかさぶたの処置）を行う

手術後、鼻のなかにカスやかさぶたができます。血の塊がたまってくることもあります。手術１週間後に、そうしたものを取り除く処置を行います。その後は、かさぶたのたまり具合により受診していただきます。

鼻・副鼻腔内視鏡手術、鼻腔形態の手術、後鼻神経切断術、ESSはこうして受ける

◉外来で診断・検査を行い、治療法を相談する

この項目では、いくつかの手術の名前が並びました。前にも説明していますので、ここ

では繰り返しません。確認されたい方は、そのページを参考にしてください。

鼻腔形態の手術（下鼻甲介手術と鼻中隔矯正術）、後鼻神経切断術、ＥＳＳの手術の受け方は、同じスケジュールになります。重複を避けるため、ここでは一括してお話しします。どの場合も、外来で必要な検査・診断を行い、その結果で治療法を相談します。

アレルギー性鼻炎、鼻腔形態、副鼻腔、どこを手術する必要があるのか。同時に手術するかどうかを決めます。

◉手術可能で手術希望であれば、手術日を決める

手術が可能で、患者さんが手術を希望される場合、まず手術日を患者さんと相談して決めます。

◉手術の1～3か月前に、術前検査を行う

手術日が決まると、そこからさかのぼって1～3か月前に術前検査を行います。この検査では、血液検査、心電図等を行います。

◉手術1～2週間前に、手術の説明を行う

検査で問題なければ、手術1～2週間前に手術の説明を行います。このときは手術内容の詳しい説明と、その前後の注意事項などをお話しします。

◉手術当日のスケジュール

手術当日は、予約時間に来院していただきます。体温などをチェックしたあと、手術中に患者さんの服が汚れないように、当院で準備した術衣に着替えていただきます。ＣＴ室は広めにつくってあり、患者さんの更衣室を兼ねています。貴重品や服を保管できるように、ロッカーも設置してあります。

手術の時間は、手術の内容によって違ってきます。鼻腔形態の手術だけの場合は1時間少し。副鼻腔炎の手術の場合、多くは2時間半位。大変重症の時は3時間程度を見てもらうようにしています。止血のための特殊な材料を鼻・副鼻腔につめて（パッキング）、手術を終えます。

手術が終われば、1時間ほど安静にしていただきます。出血などの問題がなければ、そのまま帰宅できます。

◉手術の翌日か翌々日、来院して術後処置（鼻内タンポンの抜去）を行う

手術の翌日か翌々日に、来院いただいて、手術後につめた鼻内タンポンを抜きます。当院では止血効果が高く「フワッ」とした材質の鼻内タンポンを使用しています。抜去時の痛みを最小限にするように工夫しています。当院では余計なものはなるべく早く抜去し、早く楽になっていただくように考えています。

◉1週間後に、術後処置（カスやかさぶたの処置）を行う

鼻内タンポン抜去後、約1週間後に来院していただきます。術後の鼻内には、分泌物、かさぶた、血の塊などがたまってきます。これらを除去します。たまり方には個人差があります。1週間以内でも、鼻が詰まって処置を希望される方は来院していただけます。その後は2週間後や1か月後など、状態によって来院していただく日を決めます。

日帰り手術を受ける際、絶対に守っていただきたいこと

◉手術を希望される方へ

ここまでお読みになった方には伝わっているとは思いますが、当院での日帰り・局所手

日帰り手術の流れ

※手術の種類により多少変わります

外来にて	検査（電子スコープ、CT、採血等）
1～3ヶ月前	術前検査（採血、心電図等）
1～2週間前	手術説明（特殊外来にて）
手術当日	**来院**：体温等チェックの後、着替え **手術**：鎮静剤、鎮痛剤を使用して行います。 **手術後**：1時間ほど安静の後、問題なければ帰宅
翌日か翌々日	術後処置（鼻の手術は鼻内タンポン抜去）
1週間後	術後処置

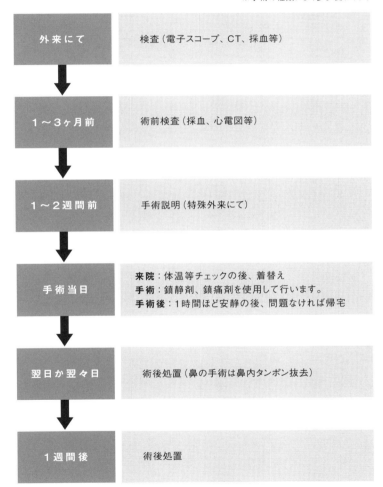

術に手抜きは一切ありません。手術までの準備も大事です。まず、手術を希望される方は来院される際、現在服薬されている薬の内容がわかるようにしてください（お薬手帳など）。他院でアレルギーの採血などをされた方はぜひ持参してください。

◉手術までの、処方された薬を必ず飲む

手術が決まった患者さんの中には、「もう決まったから、手術まで薬はいらないだろう」と勝手にお薬をやめてしまう方がおられます。実はこれは全くの逆です。手術が決まった時点で私は「手術を円滑にすすめるための薬」という発想に切り替わります。たとえば手術中に「何故か出血の多い方」は手術前の内服をしていない方が圧倒的に多いです。

「手術前に処方した内服は必ず服薬する」

これは必ず守っていただきたいです。

手術にあたって大事なことは鼻・副鼻腔の状態を良くしておくことです。炎症が強く、鼻・副鼻腔の状態が良くないと、手術中の出血が多くなります。出血が多いと手術がやり難いというだけではありません。術野が悪くなるということは、術中事故のリスクが格段に高まります。当然ながら術後の治りも悪くなってしまいます。結果として術後出血を代

表とする術後トラブルの原因になります。

手術までの内服は患者さんができる「手術への大事な準備」です。

◉手術前の飲食に関すること

摂食は手術の5時間前から、水分は手術の2時間前からやめていただきます（レーザー手術では必要ありません）。手術が終われば原則的に摂食水はすぐ可能です。手術中は脱水にならないように点滴から補液しています。多少は不便かもしれませんが、患者さんには守っていただくことをお願いしています。

◉手術後に帰宅するとき、自分で自動車を運転しない

手術当日は、なるべく家族同伴をお願いしています。手術という傷を受けた体は思いの外、体力を消耗していることが多いです。手術の内容によっては、鎮静薬を入れることもあります。自分でお車を運転して帰宅するのは厳禁です。大変危険です。家人の方に運転していただくか、タクシーで帰宅していただくのが無難です。

◉当院の手術は全て保険適用です

　これまでいろいろな治療・手術方法をご紹介してきましたが、どのくらいのコストがかかるのか気になると思います。本書で紹介した治療・手術は全て健康保険が適用されます。複数の手術術式を同時にするため手術費用は高額になりがちですが、保険には「高額医療費制度」があり、医療費の負担が重くならないようになっています。年齢や所得により1か月の自己負担額に上限が定められています。あとで払い戻される仕組みですが、事前に「限度額適用認定証」を申請し、手術の際に提示していただければ、その時から適用できます。

おわりに――「先生、えらいようなりましたわ！」といわれるのが私の喜び

私の祖父・父親も、大阪の東住吉区で耳鼻咽喉科を開業していました。振り返ってみると耳鼻咽喉科の医師になることが当然のように思っていたのかもしれません。幼い頃から、プラモデルや工作が大好きでした。いま思えば、そのときの経験が手術に生きています。手術にせよ工作にせよ、結局手を動かすことが好きなのだと思います。手先を器用に産んでくれた両親に感謝しています。

私は関西医科大学に入学し、そのまま同大学の耳鼻咽喉科医局に所属しました。活気に満ち溢れた医局で、極めてレベルの高い医療を目の当たりにできました。先輩・同僚・後輩に恵まれ、そこで医師としての一歩を踏み出せたのは大変幸運だったと思います。

本書で紹介した鼻の日帰り手術は、人生を劇的に変えてくれます。

「先生、えらいようなりましたわ！　手術受けてよかったですわ！」

患者さんからこういわれると、医師冥利につきます。

とくに、鼻の日帰り手術を少し躊躇していた方からお礼をいわれると、そのうれしさは2倍にも3倍にもなります。

ひどい鼻炎（アレルギー性鼻炎や蓄膿症）は、放置しておいてはいけません。危険な口呼吸を招き、健康レベルを下げてしまいます。

いや、そんなことよりも「豊かな人生」が奪われてしまうではありませんか！

アレルギー性鼻炎や副鼻腔炎（蓄膿症）で悩んでおられる方は多数おられます。

「手術を受けたいけど、入院期間のために受けられない……」

そのような方に入院不要の「日帰り手術」があり、その手術で人生が劇的に変わることを知っていただきたい――。

本書に込めた私の願いです。

少しでも多くの方に読んでいただき、一人でも多く、そして一日でも早く、日帰り手術でいまのつらさと無縁の人生を手にされることを願っています。

これまで出会った多くの方々、友人、そして家族に支えられ今の私があります。日々、頑張っているスタッフは医院の宝物です。全ての方々に心から感謝いたします。

参考文献
Gizurarson S. Anatomical and Histological Factors Affecting Intranasal Drug and Vaccine Delivery. Curr Drug Deliv. 2012 Nov; 9（6）: 566-82.
Swift DL and Proctor DF. Access of air to the respiratory tract. In: Respiratory Defense Mechanisms: Part I. New York: Dekker. 1977. 63-93.
Schwab JA and Zenkel M. Filtration of particulates in the human nose. Laryngoscope. 1998 Jan; 108（1 Pt 1）: 120-4.
Andersen I. The ambient air. In: Respiratory Defense Mechanisms: Part I. New York: Dekker. 1977. 25-62.
Arnardottir ES, et al. Molecular signatures of obstructive sleep apnea in adults: a review and perspective. Sleep 2009. 32: 447-470.
高橋良　鼻はなぜあるのか 築地書館 1987
高橋良　鼻のしくみと子どもの成長 増補改訂版 築地書館 1995

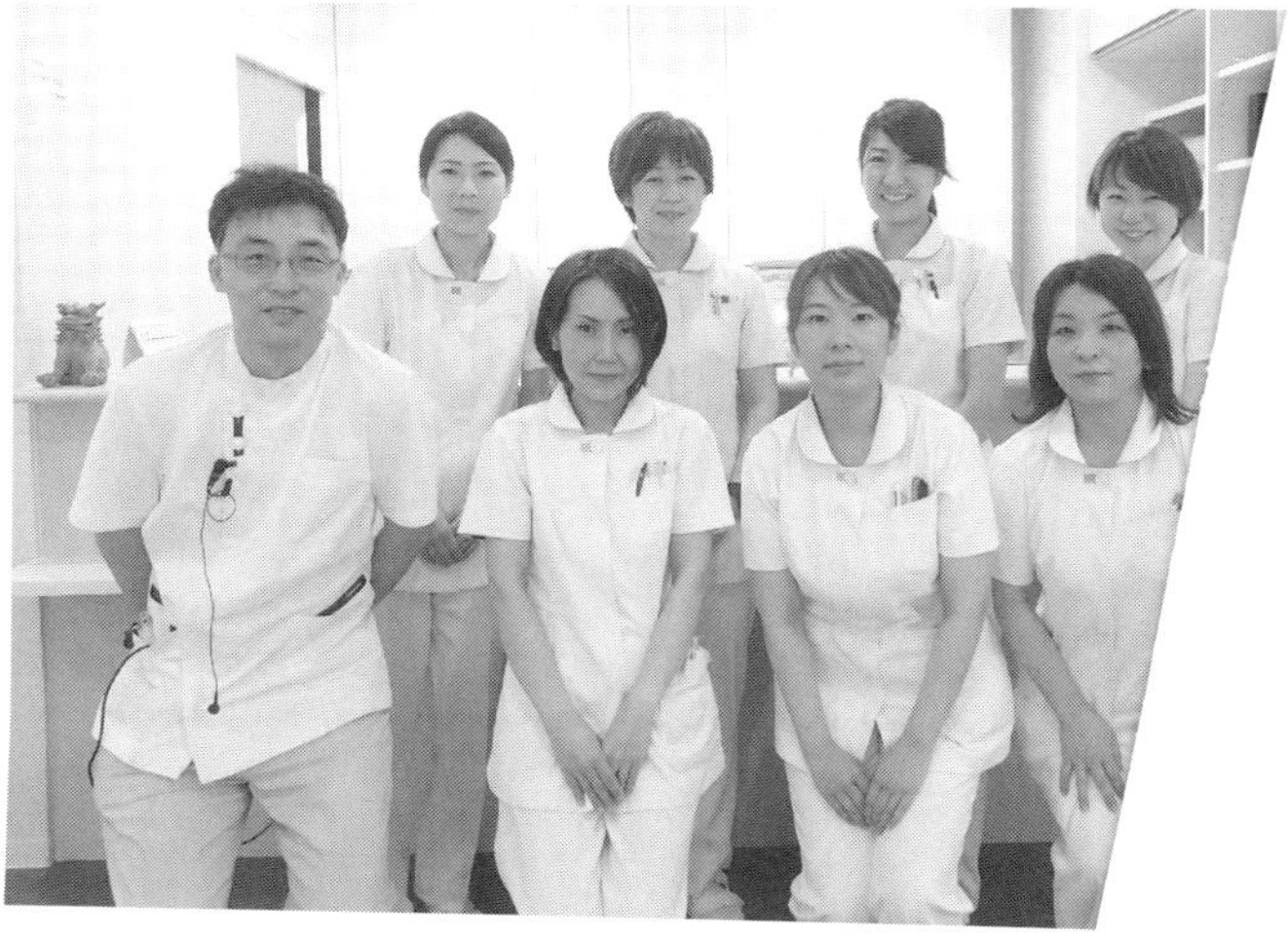

長《なが》引《び》く鼻《はな》の病気《びょうき》は「日《ひ》帰《がえ》り手術《しゅじゅつ》」で治《なお》す！

2018年9月3日　初版第1刷

著　者 ――― 金子敏彦《かねことしひこ》
発行者 ――― 坂本桂一
発行所 ――― 現代書林
〒162-0053　東京都新宿区原町3-61　桂ビル
TEL03(3205)8384　振替00140-7-42905
http://www.gendaishorin.co.jp/
ブックデザイン ――― 吉崎広明(verso graphic)
カバー・表紙使用写真 ―― Elenamiv/Shutterstock.com

印刷・製本：広研印刷(株)
乱丁・落丁本はお取り替えいたします。
定価はカバーに表示してあります。

ISBN978-4-7745-1721-6 C0047